毎日の生活で簡単にできる
20の実践法

がんが自然に消えていくセルフケア

薬学博士・がん統合医療コーディネーター
野本篤志

現代書林

１つでも当てはまる方は、是非本書を読んでみてください。

- □ 自分がなぜがんになったのか知りたい
- □ 病院の治療に疑問や限界を感じている
- □ 病院で受けている治療以外に自分でも何かやってみたい
- □ どの食事療法を選んだらいいのかわからない
- □ ゲルソン療法に興味があるが大変そうなのでできない
- □ いろいろな情報が入ってくるが何を信じていいのかわからない
- □ がんと心の関係を知りたい
- □ いつか自分も再発するんじゃないかと不安で仕方がない
- □ 恐怖や不安な気持ちを少しでも和らげたい
- □ 最愛の家族ともう会えなくなると思うと死ぬのが怖い

はじめに

みなさんは日本が抱えている「2015年問題」というものをごぞんじですか?

いま、日本人の2人に1人が生涯のうちにがんにかかり、3人に1人ががんで亡くなるという事実は聞かれたことがあると思います。ところが、「がん対策基本法の意義とがん医療の在り方」(参議院厚生労働調査室)によると、2015年には日本人の3人に2人ががんにかかり、2人に1人ががんで死亡することになると予測されているのです。

今や日本は『がん大国』であり、がんは私たち日本人にとって、あまりにも身近な国民病となっています。しかし、がんがこれだけポピュラーな病気であるにもかかわらず、その治療に関しては未だにほぼお手上げという状態です。

現在、一般に行われているがんの治療はいわゆる3大療法――手術、化学療法(抗がん剤)、放射線療法です。しかし、3大療法はいずれも全てのがんを治癒できるとは到底いえません。

最近、多くの人がこれら3大療法について疑問を抱いています。医師もそれほど効果がないことに疑問を抱きながらも、他に手立てがないために漫然と続けているというのが本音かもしれません。しかし、こうした患者さんを苦しめることの多い医療が日常的に行われているなかで、がんの罹患率も死亡率も増え続けているのです。

古代ギリシアの医師で「医学の父」と呼ばれるヒポクラテスは、「病気は、人間が自分の力で自然に治すものであり、医者はこれを手助けするのが責務である」との考えを基本に、「医療とはまず患者に害を及ぼさないこと」「患者の自然治癒力を尊重すること」を重視しました。いうまでもなく、現代のがん3大療法はこうした医療の基本原則の対極にあることにお気づきでしょう。

わたしはずいぶん前から、がんという病気の本質と行われている治療との矛盾を感じていました。わたしは現在、中高齢者の健寿実現を目指すNPO法人「緑の風ヘルスサポートジャパン」の代表理事を務めており、その活動の一環として、がん体験者とその家族を支援する「ラポールの会」を主催しています。

わたしの行っているがん統合医療コーディネーターとは、がんの治療中や寛解して経過観察中の患者さんに対して、その方の具体的な臨床データに基づいたこれまでの経過や、日常の心理的ストレス、生活習慣などを詳しく聞き、その方の自然治癒力の向上に最適と思われる食事療法を中心とした生活指導やカウンセリングによる心のケアをすることです。

また必要に応じて、統合医療施設（東洋医学やドイツ医学など）、がん心理療法カウンセラー（SAT療法など）、漢方相談薬局、メディカルハーブなどの各専門家を紹介することもあります。

以前はある製薬会社で新薬創出のための研究業務に12年間、そこで見つかった医薬品の候補の有効性と安全性を臨床で確かめてそのデータを厚生労働省に提出する開発業務に10年間携わってきました。そのため、医薬品が発見され開発されて病院で患者さんに使われるようになるまでの過程を間近で見てきました。

一般に、一つの医薬品の開発にかける費用は平均で350億円、そして新薬のタネを探し出し承認を受けるまでの開発期間は平均11・5年です。ところが、実際に臨床の開発段階に入って最後まで進む成功確率は13％です。1つの薬を開発するのにこれだけ多くの年月とコストが費やされても、世に出る新薬はわずか10％強にすぎないのです。そのコストは抗がん剤を含む医薬品の価格に反映され、医療費も高騰します。

効果があまり期待できないばかりか、重篤な副作用も多く、自然治癒力を弱めてしまう抗がん剤治療について、あなたはどう考えるでしょうか？

ところで、薬にはプラセボ効果というものがあるのをごぞんじですか。プラセボとは、外見は本物の薬と同じですが薬の成分が含まれていない偽物の薬のことです。

臨床試験で新薬を評価する時には必ず「二重盲検比較試験」といって、本物の薬か偽物の薬（プラセボ）か見分けがつかないような2種類の薬剤を用意し、患者さんにはどちらであるか教えないで薬（またはプラセボ）を飲んでもらい、お医者さんにもどちらかを知らせないで効果と安全性を客観的に評価してもらうのです。この試験では、偽物の薬でもそれが薬だと信じていれば効果や副作用が見られることが少なくありません。

プラセボ効果には、有効性の（正の）プラセボ効果と安全性の（負の）プラセボ効果があります。

たとえば、社会不安障害の患者さんを対象にしたパキシルという抗うつ剤の臨床試験では、**本物の薬を飲んだグループでは27％の患者さんに症状改善が見られましたが、なんとプラセボのグループでも20％の患者さんの症状が改善しました。**本当の薬かプラセボかを知らされていない患者さんが、自分は本当の薬をもらって飲んでいると信じただけで、効果が現れてしまう。これが有効性のプラセボ効果です。

医薬品の開発では有効性はプラセボグループの効果を差し引いて計算します。実際、医薬品開発に携わっているときは、有効性のプラセボ効果が高すぎると本物の薬の効果を証明できないので邪魔だと考えていました。しかし、いま考えると、プラセボ効果がいかにすごいものであるかを痛感します。

むしろ、がんに対しては薬よりも、このプラセボ効果のほうが重要ではないでしょうか。

もちろん、その背景には生体に備わった自然治癒力があることはいうまでもありません。**同じくパキシルを飲んだグループで83％の方に副作用が見られましたが、プラセボを飲んだグループでも実に42％の方が副作用を訴えました。**これは、自分は本当の薬をもらって飲んでいると信じた患者さんが、薬のせいでなんとなく体調が悪くなったと思い込んでしまう。これが安全性のプラセボ効果です。すなわち、治療の安全性には心理的な影響が強く働くのです。

あなたが今受けている治療法に対してあなたが副作用を恐れているのであれば、あなたはその治療法に対する考え方を変えるか、治療法自体を変えるかのどちらかを選ぶ必要があります（治療法に対する考え方を変える方法は第3章のサイモントン療法のところで具体的に教えます）。

繰り返します。現代のがん医療には明らかに限界があります。効果の期待できない治療を漫然と続けるだけでは、がんを治すことはできません。

ヒポクラテスの時代、がんは体の一部の病気ではなく全身疾患であり、体内の自然なバランスが崩れた結果として起こるものと考えられていました。そして、人間の体の調和を回復させるため、食事療法や環境が重要視されていました。がんという強敵を前に、私たちはいま、このコンセプトに立ち戻る必要があります。

がんの原因は、あまりにも自然からかけ離れた生き方、そして自分自身の心の内にこそあります。自分の生活習慣や生き方・考え方をもう一度見つめなおし、前向きな姿勢で、自然治癒力を高めながら治療に取り組むことが最も重要です。

したがって、がんという病気にはセルフケアの姿勢が最も大事です。自分の体は自分で守るしかありません。そのためにできることは次の４つです。

1、がんのメッセージに耳を傾ける

2、もともと自分の体の中にある自然治癒力を信じ、それを高めるセルフケアを毎日実践する

3、希望を持って前向きに生きる

4、心を穏やかに保ち、一日一日を大切に生きる

本書で強調したいこともこの４つに集約されます。がんを治すために重要なのは、食事を中心とした生活習慣の改善、そして心のケアです。

本書では、わたしのこれまでの体験などを通して知ったがんという病気の本質と、今からすぐにでも実践できるセルフケアの方法について紹介します。

著者

●目次

第2章 がん増殖のアクセルを離す体のセルフケア

第1章

がんの本質とセルフケアの関係

転機となった母のがん再発

わたしは大学を卒業後、ある製薬会社の研究所で12年間ほど薬学の基礎研究に従事しており、研究一色の生活を送っていました。動脈硬化の研究で薬学博士号を取得し、臨床開発部門に移ってからは約40人の部下を率いる経口糖尿病薬の開発プロジェクトリーダーを務めました。

臨床開発に携わった10年間は単身で暮らし、家族とのゆっくりした時間も取れないほどの仕事漬けの多忙な毎日を過ごしていました。「薬中心の日本の医療」のまさに最前線にいたのです。

そんな生活に転機が訪れたきっかけは、母親が70歳のときに胆管がんを発症したことでした。

実は母は、41歳のときにも乳がんを患っており、乳房全摘手術を受けました。しかも、そのときの輸血が原因でC型肝炎ウイルスに感染してしまいました。その時からずっとがんの再発・転移、さらには肝硬変発症の恐怖におびえながら生きてきました。

2度目のがんとなった胆管がんの治療は外科手術でした。大学病院で胆のう・胆管摘出手術を受け、幸い手術は成功し、まわりのリンパ節も含めて腫瘍はすべて除去されました。そして、医師から「再発予防のために抗がん剤を飲んでください」とすすめられたのです。そのとき、父から「本当に抗がん剤を飲んでいいのだろうか?」と相談されました。

というのも、母が乳がんにかかって以来、父親はがんに深い関心を寄せ、さまざまな本や資料を読みあさって勉強していました。当然、抗がん剤についても多くの知識を得ており、「抗がん剤は逆にがんをつくるものだから再発予防にはならないのではないか」という疑問を持ったのです。

わたしは大学院時代に医学を学び、製薬会社に入ってからも基礎研究と臨床開発で医学・薬学の知識を身につけていましたが、調べてみると確かにおかしいと思うことがたくさんありました。

勉強してみるといろいろなことがわかりました。前述したように、日本ではがん発症率・死亡率とも増え続けているのにアメリカでは減ってきていること。その違いの一つとして、アメリカでは政府も含めてがんの予防や治療に代替医療（西洋医学以外の医学・医療全般）を積極的に採り入れている事実がありました。

アメリカではすでに35年前にがん医療の過ちに気がついていました。1977年、アメリカ上院栄養問題特別委員会は5000ページにも及ぶ膨大な報告書を発表しました。「マクガバン・レポート」と呼ばれるものです。この報告書には、がんや心臓病などの慢性病は肉食中心の誤った食生活がもたらした食原病であり、薬では治らないと明記されています。そのうえで、高カロリー・高脂肪食を減らし、野菜・果物などを多く摂取するよう勧告しています。

マクガバン・レポートはアメリカ国民に衝撃をもって受け止められ、それ以降、国策として食生活の改善が進められました。「治療から予防へ、薬から栄養へ」と医療政策を転換したのです。そして、90年代になるとアメリカではがんの罹患率・死亡率とも減少していくことになります（図1）。

日本に目を転じてみましょう。70年代当時はもちろん現在でも、日本では薬で病気を治すということにしかほとんど目が向けられていません。そして、がんの罹患率・死亡率とも急激な上昇カーブを描き続けています（図2）。

代替医療は自然治癒力を高めることを目的にしており、病気の細部を見て悪い箇所のみを矯正する西洋医学を補完する医療です。こうした代替医療のよいところを採り入れて患者中心の医療を行っていこうという「統合医療」がいま世界的な流れになっていることも知りました。しかし、日本ではまだ統合医療は普及していません。

母の場合、外科手術でがんを取り除くことには成功しましたが、抗がん剤を使えば免疫

アメリカのがん罹患率・死亡率の推移　図1

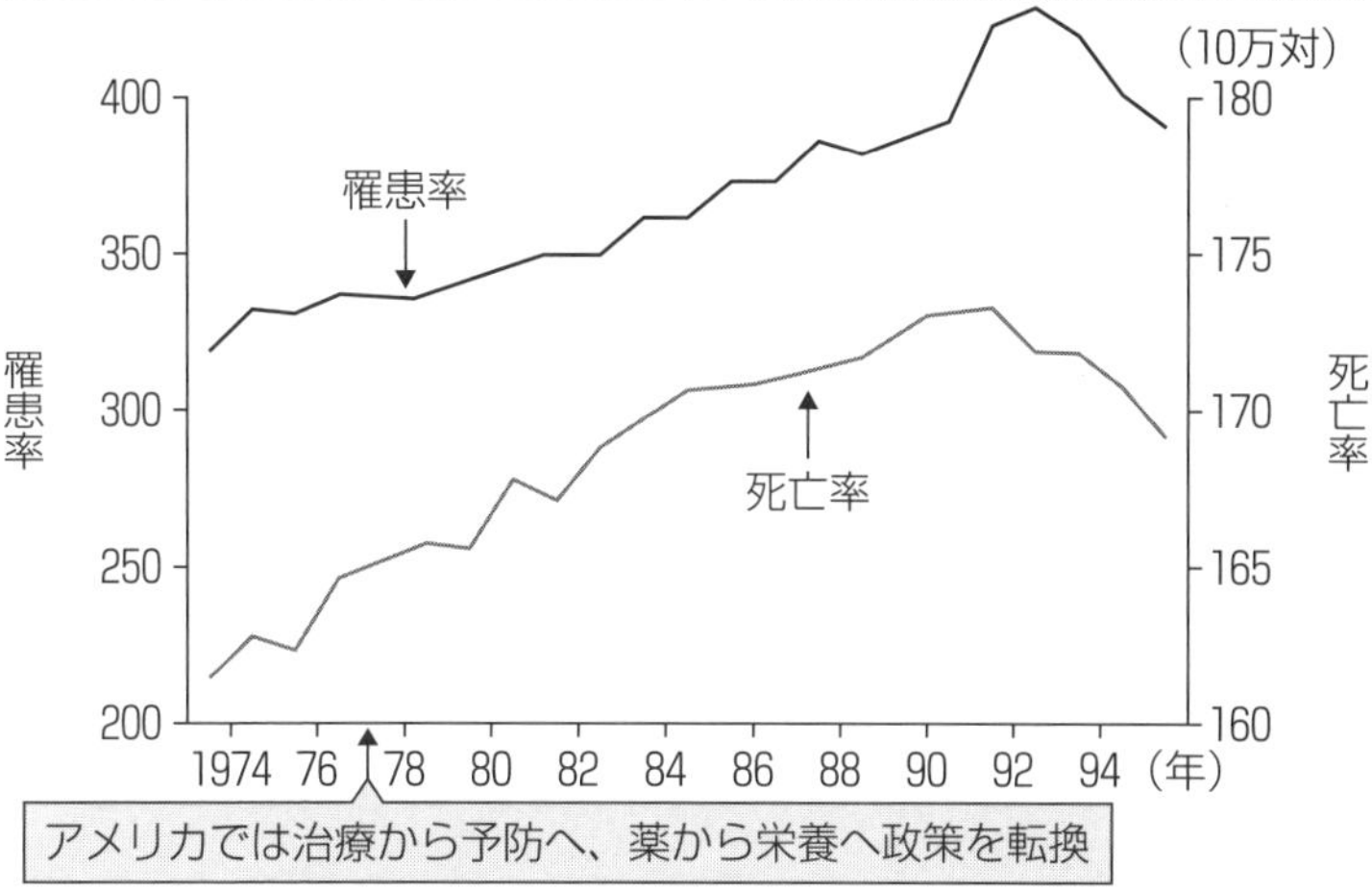

（財）予防医学協会HP（辻一郎東北大学大学院教授）より

日本の死亡原因の推移　図2

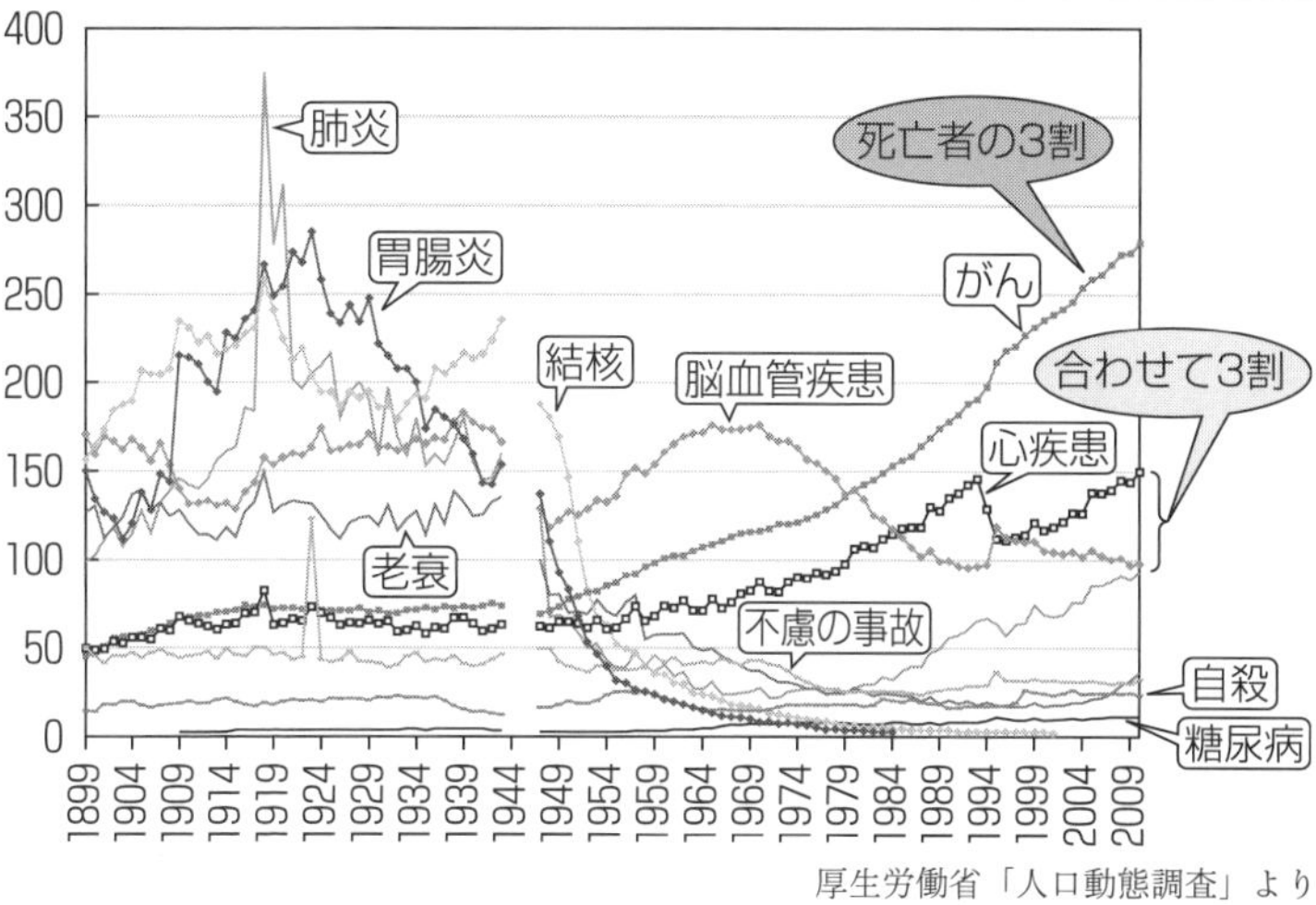

厚生労働省「人口動態調査」より

力を低下させて、体に残っているかもしれないがん細胞が再び増殖して再発・転移を助長する可能性が強いという結論に達しました。

実は、かつて母方の祖父が肝臓がんになったときに抗がん剤を使ったのですが、看病していた母が祖父の姿を見て抗がん剤は飲みたくないと思ったそうです。それほど副作用がすごかったのです。

母の場合、胆管がん（5年生存率が26%）という難治性のがんなのでかなり迷いました。しかし家族で話し合った結果、抗がん剤治療はお断りし、自然治癒力に期待して代替医療で治療することになりました。丸山ワクチンを投与しながら、アガリクス、有機ゲルマニウム、サメ軟骨などのサプリメントを飲み、玄米・菜食中心の食事に切り換えました。

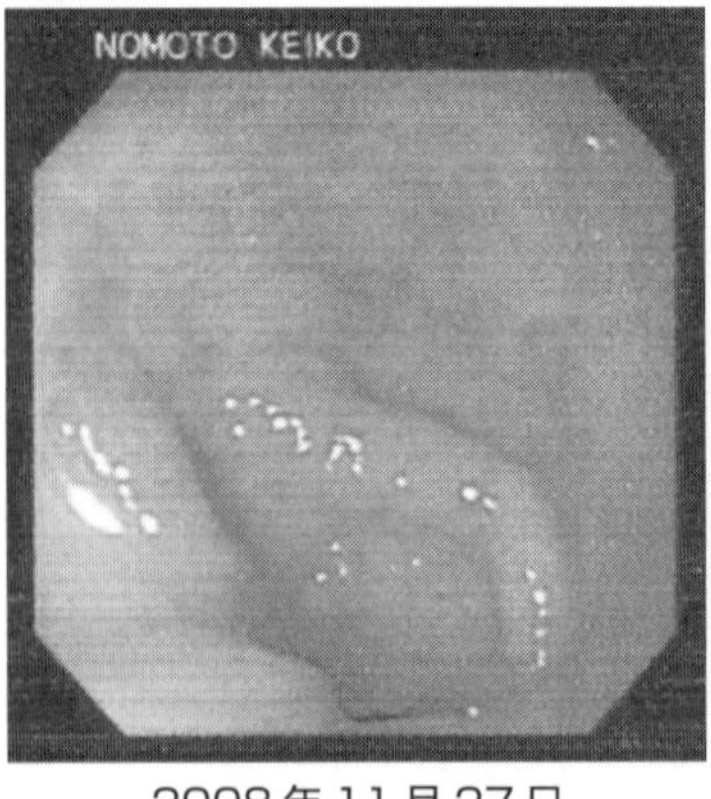

2008年11月27日
約10カ月で寛解

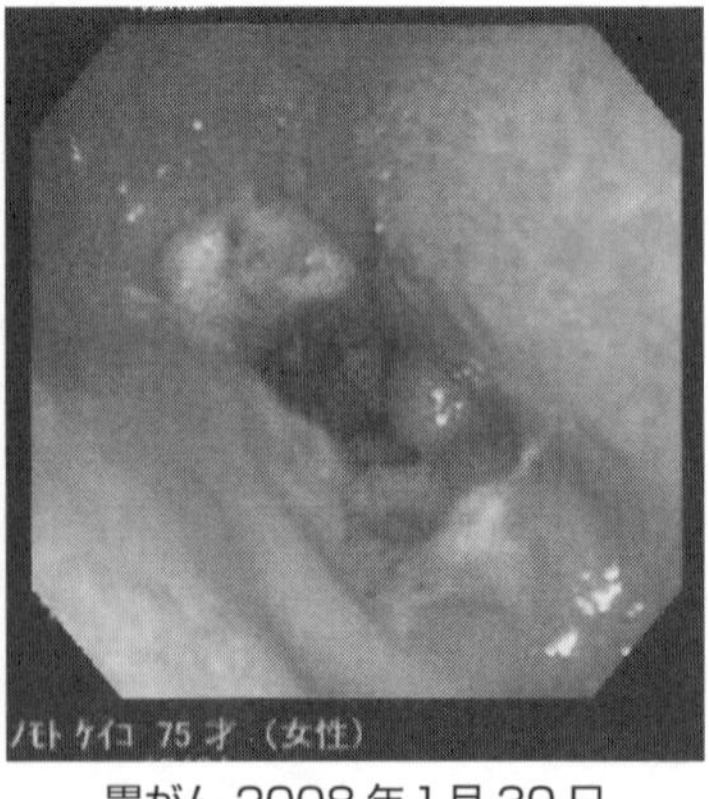

胃がん 2008年1月30日

その結果、胆管がんは寛解したのです。ちなみに、寛解というのは検査でがんが確認できない状態にまで良くなることで、寛解状態が5年続けば一応、治癒と判断されます。母も代替医療を続け、健康な体を取り戻して4年ほど元気に過ごしました。

しかし、母のがんとの闘いはそれだけでは終わりませんでした。

75歳のとき、今度は胃がんを発症したのです。このときは3大療法を一切受けず、玄米・菜食中心の食事を続け、フコイダンやにんじんジュースを飲み、心のケアを受けました。その結果、10カ月後に寛解に至ります（前頁写真）。

安心したのも束の間、翌年、怖れていた事態が起きました。C型肝炎から肝硬変に移行し、ついに肝がんに進行してしまいました。このときも同じく代替医療を継続し、8カ月後には肝機能の検査値や腫瘍マーカーも正常値に戻り、がんは軽快しました。

ところが、そこで油断してしまい、食事療法がややおろそかになり、母の77才の誕生日の7月1日に家族全員で喜寿のお祝いをしたその3カ月後に急激に悪化し、9月30日肝性昏睡により他界しました。

緩和病棟に入院した当日に容態が急変したのです。しかし、痛みに苦しんで麻薬系の鎮痛剤を使ったのは最後の1日だけで、家族に見守られながら穏やかに息を引き取りました。77歳。4度のがんを経験しながらも家族とともに懸命に生き、天寿を全うしました。

いまでもわたしは考えることがあります。もし胆管がんの手術後に抗がん剤を使っていたら、喜寿を迎えることなどできなかったのではないか、と。母の闘病生活を振り返ると、がんを治すには薬だけでなく、体の免疫力、自然治癒力を高めるのが必須だということを痛感します。

製薬会社を退職しNPO「緑の風」を発足

母が胆管がんを発症してから3年後に、わたしは22年間務めていた製薬会社を辞め、翌2007年に父とともにNPO法人「緑の風ヘルスサポートジャパン」を発足しました。母の体験と、治療の選択肢や正しい情報を広く伝えたいと願う父や家族の思いを形にしたいと考えたからです。

父の最大の願いは、3大療法だけのいまの日本の医療しか知らず、がん難民になっている患者さんに「他にもこれだけたくさんの選択肢がある」ということを伝え、生きる希望を与えてあげたいということでした。

実はわたしもそのころ、長く携わってきた生活習慣病などの慢性疾患も、がんと同じように薬物療法中心の西洋医学だけでは克服できないという限界を感じていました。自分が勤めていた製薬会社でも当然、薬で病気を治そうということにしか目が向けられていませんでした。ですから、父の思いにも素直に共感できたのです。

「緑の風ヘルスサポートジャパン」では、「自分の健康は自分で守る」「自分の健康は自分で取り戻す」を合言葉に、心と体の健康を維持し、病気を克服するため自主的にさまざまな活動に取り組んでいます。

最初は自分の専門である生活習慣病の予防を啓発する取り組みから始めたのですが、母が胃がんになった頃からがんに対する統合医療への取り組みが中心になっていきました。正常分子栄養学などの食事療法やメディカルハーブを中心としたサプリメントなども徹底して学びました。

なかでも大きな衝撃を受けたのが心理療法の一つ「サイモントン療法」でした。会社を辞めてまもなくのこと、伊豆で行われた「サイモントン療法６Ｄａｙｓプログラム」にインターンとして参加しました。世界的に有名なサイモントン博士が毎年２回来日し、５泊６日の合宿でがんの患者さんとその家族の方、認定カウンセラーとそれを目指すインターンで合わせて約50名が参加するプログラムです。

セミナーには進行がんの患者さんもいらっしゃいましたが、帰る頃には本当に元気になっているのです。とても不思議でした。食事や生活習慣を改めることももちろん大事ですが、がんの患者さんにとっては心のあり方がきわめて重要だということを強く感じました。

後年、母が胃がんになったときも、ここで勉強したことが生きました。母のがんは胃の噴門部（食道との境目）にできており、内視鏡で精検したら悪性だということで胃の全摘手術が必要といわれました。しかし、わたしは家族と相談して、手術を含めた3大療法は一切受けずに、自分たちで食事療法と心のケアを続け、約10カ月でがんは完全に消えました。サイモントン療法については後で詳しく紹介しますが、このプログラムでわたしはさまざまな気づきを得ることができました。

ラポールの会を発足し、さまざまな患者さんとその家族に関わる

2008年、NPO法人「緑の風ヘルスサポートジャパン」の活動の一環として、がん体験者とその家族の会「ラポールの会」を発足しました。ラポールはフランス語で「かけ橋」という意味で、心理療法の分野では、カウンセラーと患者さんの間に築かれる最も大切な『信頼関係』の意味で使われています。「『患者さん同士』あるいは『患者さんとその家族の間』に強い『心のきずな』を築いていきたい」という願いを込めて命名しました。

ラポールの会では、病院外でのがん患者さんの闘病を支えるため、会員向けに機関誌（ラポール通信）を発行したりセミナーなどを定期的に開催し、風評に惑わされない正しい生活習慣や食事療法などをアドバイスしています。

とくに重視しているのは食生活です。病院でせっかく治療しても退院後に以前と同じ食事や生活習慣を続けていれば、また病気になるリスクが高くなるのは目に見えています。治療が終わって家庭や職場に復帰してから、がんの再発・転移を防ぎ、健康で心穏やかに過ごしていくために、自分の体と心をどうケアすればいいのかをみんなで考えていきます。

また、年1回秋に統合医療に取り組む医師などを招いて「がん克服のための統合医療シンポジウム」なども大々的に開催し、食事療法を中心とした生活習慣を見直し、実践する大切さや後述する「サイモントン療法」、「ＳＡＴ（Structured Association Technique）療法」といった心理療法を広く紹介しています。

患者さん同士の交流の場として月一回定期的に開いている「がんサロン」や療養を兼ねた「日帰り温泉ツアー」、「青空ヨガ教室」なども好評です。とかく闘病生活は暗くなりがちですから、こうした楽しみは絶対に必要です。

「緑の風」や「ラポールの会」でいろいろなことを経験するほど、ヒポクラテスのいうように、自然から離れると病気に近づくこと、私たちの体にはもともと健康になる力が備わっていること、自然治癒力のすごさなどが実感としてわかってきます。

母だけではなく多くの患者さんが心と体を自分自身で癒していく姿を見ると、やはりこちらが医療の本筋ではないかと思えてきます。

そして、病気は自分でつくったものであり、医師に治してもらおうとしてあまりに依存してしまうと検査値の上がり下がりや、担当医の一挙一動によって不安や絶望に陥り、自己治癒力を下げて結局よい結果は得られないこともわかってきました。がんを治すには、自分の心と体は自分で守るというセルフケアの姿勢が最も重要なのです。

3大療法だけではがんは治らない

がんに対する現代西洋医学は、3大療法（手術、抗がん剤、放射線治療）が世間の常識となっています。医師はもちろん患者さんもそれが当たり前だと思っているところがあります。

手術や薬でがんが治るのであれば問題はありません。しかし、現実にはがんに対して効果がないばかりか、ときにはかえって悪化させてしまうことが少なくありません。だからこそ現在、がんが最大の医療問題になっているのです。

日本はこれだけ医学が発達しているにもかかわらず、他国よりもがん死亡率が高い。これは現在主流として行われている3大療法ではがんが治せないことの明白な証拠ではないかと思います。

仮に3大療法でがんが消えて症状が好転したとしても、医師は「がんが治った」とはまずいいません。「寛解した」という言葉を使います。寛解というのは再発の危険性のある難治の病気治療で使われる言葉で、「病気の症状が落ち着いて、問題のない程度に安定した状態」という意味です。つまり、「完治」「根治」ではありません。逆にいえば、がんは何年経っても再発・転移の可能性があると現代医療は考えているということです。

では、3大療法の何が問題なのか具体的に説明しましょう。

まず、手術療法です。がんが早期に発見され、がんが最初にできたところ（原発巣といいます）にとどまっている場合は切除することで治る可能性があります。しかし、原発巣をすべて取っても再発・転移のリスクは残ります。また、転移がある場合には手術には意味がありません。

放射線療法は医療機器によってX線やγ線などをがん細胞に向かって照射する治療です。やはり早期発見で原発巣にとどまっているがんであれば、がんの種類によっては治療できる場合もあります。

ただし、がん細胞にダメージを与えるほどの放射線を使用するので副作用があります。しかも、放射線はがん細胞だけではなく正常な細胞にも多少は照射されてしまいます。その被曝によって遺伝子が傷つけられ、新たな発がんの可能性も残ります。照射する部位によっては免疫力の低下も招きます。

抗がん剤は近年、その限界がよく知られるようになりました。抗がん剤で治癒する可能性のあるがんは、一部の小児がんや白血病などに限られます。それ以外のがんではせいぜい多少の延命が期待できる程度にすぎません。抗がん剤でがんが治ることはきわめて少ないのです（図3）。

抗がん剤を投与することで、自然治癒力が低下した体では細胞が変異し、二次がんを引

抗がん剤の限界　図3

治癒が期待できる	急性骨髄性白血病、急性リンパ性白血病、胚細胞腫瘍、繊毛がん
延命が期待できる	乳がん、卵巣がん、小細胞肺がん、大腸がん、ぼうこうがん、多発性骨髄腫、慢性骨髄性白血病、骨肉腫
症状の改善が期待できる	頭頸部がん、食道がん、子宮がん、非小細胞肺がん、胃がん、前立腺がん、膵臓がん、脳腫瘍、腎がん
効果はあまり期待できない	悪性黒色腫、肝がん、甲状腺がん

がん診療レジデントマニュアルより抜粋

☆抗がん剤の許認可基準は、4週間で半分以下に縮小または消失例が10例のうち2～3例の割合で見られること（奏効率20%～30%）
☆がんは、抗がん剤に耐性遺伝子を獲得し、やがて効かなくなる（米国立がん研究所所長の上院での証言）

参考文献：「新・抗がん剤の副作用がわかる本」近藤誠著（三省堂）、「知ってはいけない!?―消費者に隠された100の真実」船瀬俊介著（徳間書店）

き起こす可能性もあります。

１９８８年、アメリカ国立がん研究所（ＮＣＩ）は数千ページにわたる報告書で「抗がん剤は、がんに無力なだけでなく強い発がん性があり、他の臓器などに新たながんを発生させる増がん剤でしかない」と発表しました。アメリカのがん研究の最高機関が、抗がん剤は百害あって一利なしだということを認めたのです。

また、がん細胞が時間の経過とともに自然に薬剤耐性（がん細胞などが薬に対して抵抗力をもってしまい、薬が効かなくなること）を獲得して、さらに増殖してしまう可能性もあります。

１９８５年にＮＣＩの所長がアメリカ下院議会で「抗がん剤による化学療法は無力だ」と衝撃的な証言を行い、抗がん剤の耐性遺伝子の存在を明らかにしました。この遺伝子は反抗がん剤遺伝子（アンチドラッグ・ジーン：ＡＤＧ）と名付けられました。

いっとき抗がん剤が効いたとしても、やがて薬剤耐性を獲得して効かなくなるということが起こるのです。

しかも、効果が薄いだけではなく、重い副作用に悩まされることが少なくありません。

いわゆる最先端治療もこれら3大療法の延長にしかすぎません。依然として、がんの原因や治療の最終的な結果にはあまり注目していないからです。

たとえば、内視鏡手術やピンポイント放射線にしても、患者さんへの負担やリスクは多少減りますが、根本的に目に見えるがんの塊だけを取り除く手立てにすぎません。分子標的薬も同様です。

分子標的薬は新しいタイプの抗がん剤です。従来の抗がん剤に比べ、がん細胞だけに働き、正常細胞への影響は少ないといわれています。しかし、正常細胞に全く作用しないわけではなく、一部の分子標的薬では重い副作用が起こることも知られています。こうした最先端治療も所詮は対症療法にすぎず、がんの根本的な治療にはなっていないのです。

がん療法は3大療法以外にもある

抗がん剤をはじめとするがんの3大療法に共通しているのは、「がんの塊を排除すること」を目的としている点です。現代西洋医学は、原因は何であれ症状の治療にのみ目を向けます。つまり対症療法です。よくいわれるように、部分的な病変ばかりを見て人間全体を見ないのが西洋医学です。

3大医療はまさにその象徴であり、がんになった原因は追究せず、症状だけに着目しています。しかし、原因がわからなければがんは治せません。がんほど原因究明が大切な病

発がんのイメージ　図4

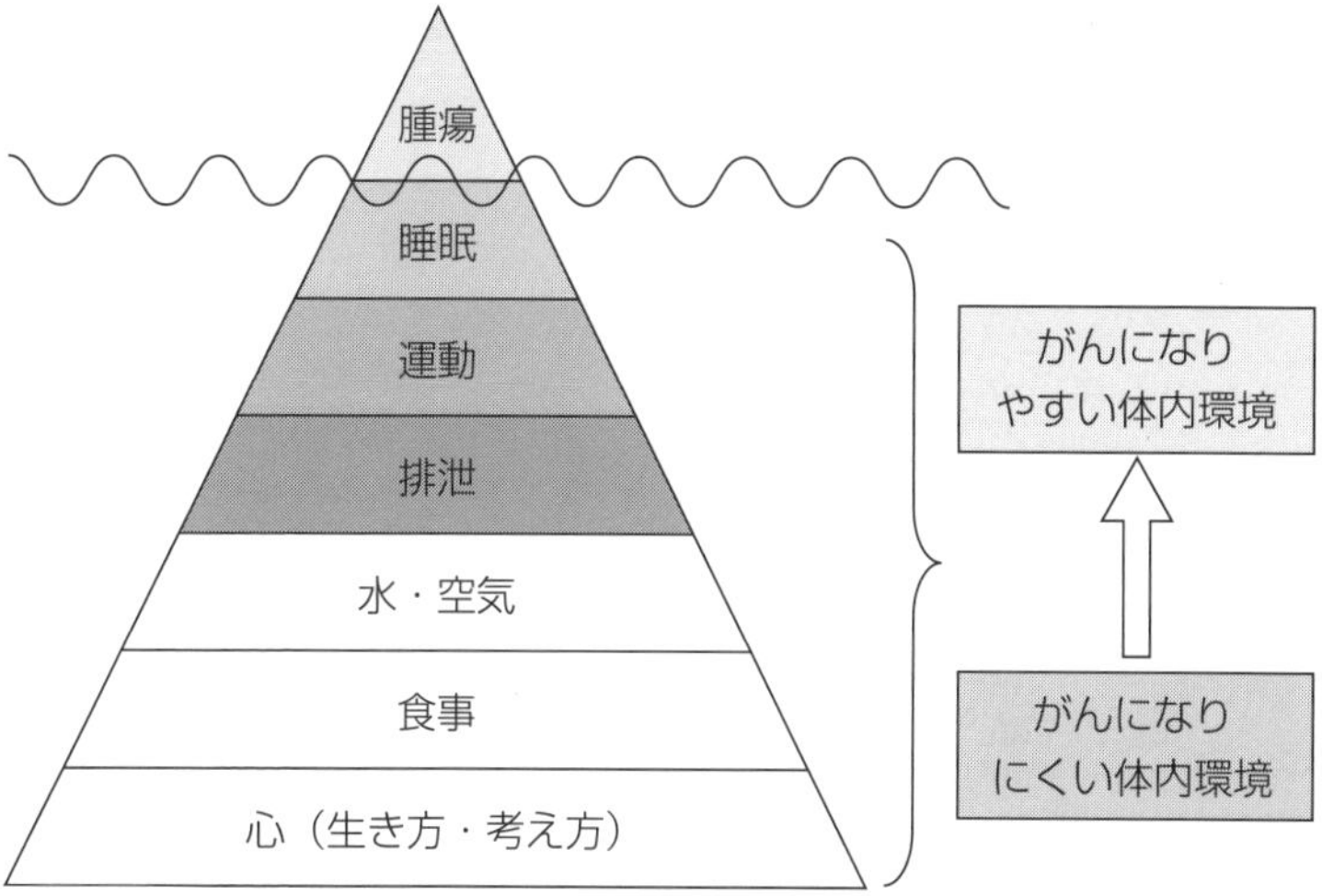

気はないのです。

健康と病気のイメージを氷山にたとえて考えてみましょう。生活習慣病など他の病気でも同じですが、病気になるということは必然的にそうなるだけの体内環境になっています。病気の根本的な原因は、睡眠、運動、排泄、水、食事、心の問題などその人の生活習慣や生き方・考え方そのものの中にあります（図４）。

水面に出ている病気や症状というのは氷山の一角にすぎません。手術や放射線、抗がん剤でがんの塊を一時的に消すことができたとしても、水面下の状態が変わらなければやがて再発・転移するのは目に見えています。病気を治すということは、症状を消すことではなく、体内環境を正常に戻すことです。

誤解のないようにいっておきますが、わた

3つのがん療法　図5

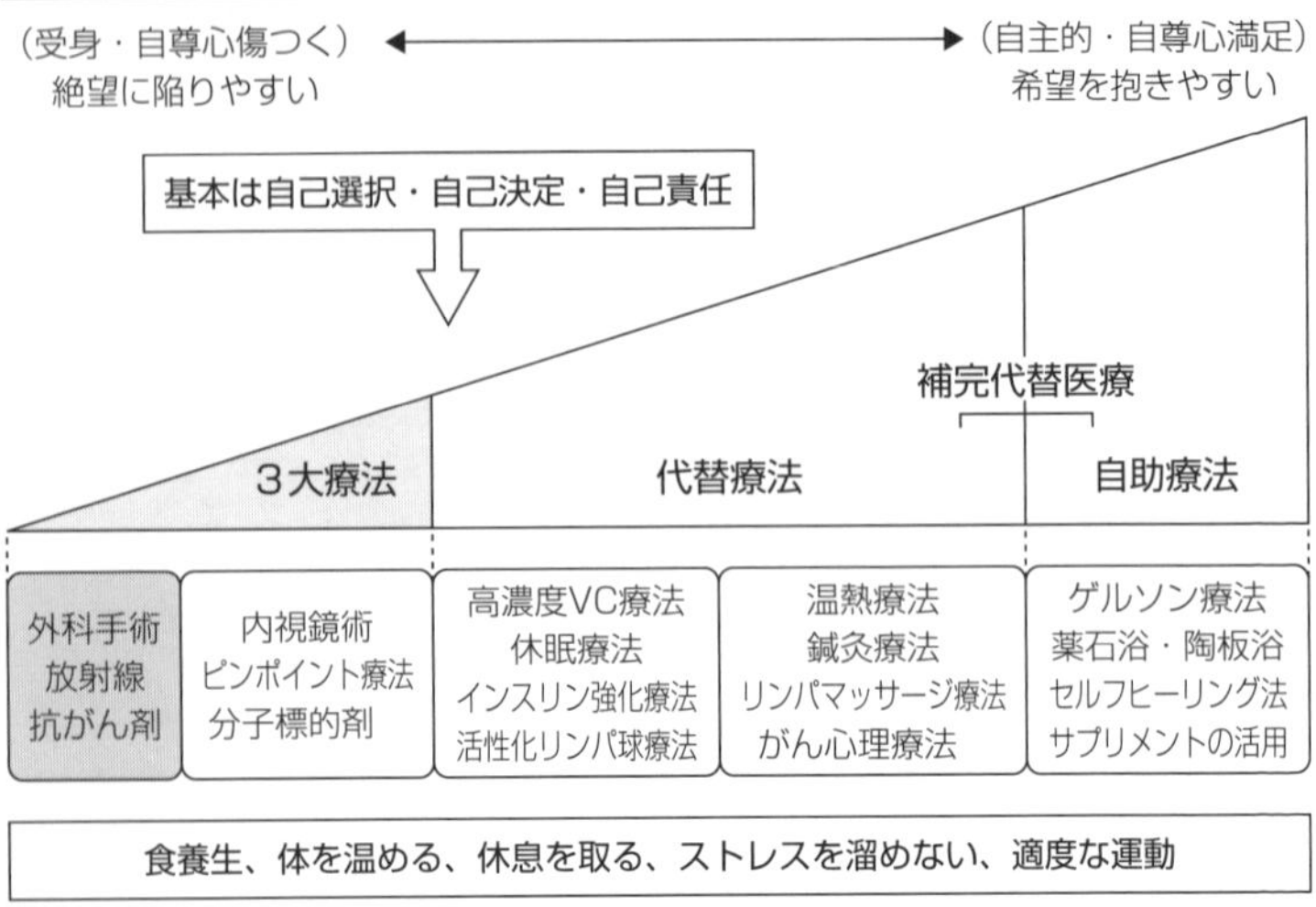

しは3大療法を完全否定しているわけではありません。3大療法だけに頼ることが問題だと考えているのです。

がんの治療には3大療法以外にもさまざまな選択肢があります。治療は大きく3つに分けられます。現代西洋医学の3大療法、代替療法、自助療法です（図5）。

代替療法とは現代西洋医学にとって代わる、文字どおり「代替する」医療です。自助療法は、いわゆるセルフケア的な要素の強い療法です。わたしは、がんという病気にはとくにセルフケアが重要だと考えています。

まずは、「がんは自分で治せる病気」だという意識をもっていただきたいと思います。

代替医療と自助療法を合わせて補完代替医療と呼ばれる場合もあります。近年、補完代替医療と現代西洋医療を組み合わせることで、患者さんの心と体を総合的に考えて治療を行う「統合医療」という概念が注目されています。がん治療では、3大療法と補完代替医療を組み合わせた「統合腫瘍学」という学問も生まれています。その先進国・アメリカでは統合腫瘍学会も設立されています。

日本でも、厚生労働省「がんの代替療法の科学的検証と臨床応用に関する研究」「がんの代替医療の科学的検証に関する研究」といった研究班が発足しています。統合医療を実践する際に重要なのは、あくまでも自己選択・自己決定・自己責任の原則です。患者さん個々の意思決定に従って自分に合ったものを選択することが基本になります。

現在、とくにがん治療において、なぜこうした補完代替医療が注目されているのでしょう？　その理由は次に説明するがんという病気の本質によるところが大きいのです。

がんは自然からのメッセージ

もともと日本はがんの少ない国でした。21頁の図2を見ても、1950年頃まではがん死亡率はきわめて低く推移していました。ところが、高度経済成長期以降、がん死亡率は右肩上がりで増えていきます。これはなぜなのでしょうか？

さまざまな意見があるでしょうが、わたしは「がんは自然からのメッセージ」なのではないかと考えています。

ヒポクラテスは「自然から離れると病気に近づく」と記しています。いうまでもなく人間も自然の一部です。私たちの体には自然の摂理が宿っています。人間は本質的に健康な存在であり、自然な状態にあればおのずと自然治癒力は生き生きと働き、健康でいられるはずです。

ところが、現代社会ではそれがなかなかできません。私たちは自然からかけ離れた病んだ社会に生きており、知らず知らずのうちに不自然な状態をつくってしまいがちです。病気はその結果として現われてくるものであり、その最たるものががんなのです。

たとえば食生活です。私たちは1年間に8キロ、8000種類もの合成化合物（有害化学物質）を食べていることを知っていますか？　では、疫学調査でがんを引き起こすことが明らかで欧米では食事からの排除を心がけているトランス脂肪酸を含む食用油が日本ではほぼ野放しの状態になっていることは？

詳しくは後述しますが、こうした不自然な食生活を続けていたら、がんにならないほうがむしろ不思議なくらいです。

現代日本は極度のストレス社会でもあります。日本では14年連続で年間3万人もの自殺者を出していることはよく知られます。自殺に至る原因で最も多いのは、厳しい経済情勢などでストレスがたまり、うつ病が高じて自ら命を絶つケースです。大人ばかりではありません。小中高校生の暴力事件は年間6万件も起きています。多くの日本人が心を病んでいます。

あなたはいま、幸せを実感していますか？　私たち人間が生まれてから死を迎えるまでの人生の目的は、ただ一つ、「幸福を経験する」ことです。近年、国の豊かさを示す新たな指標として、国民が実感している「幸福度」が導入されています。日本は物の豊かさを表す指標であるＧＤＰは世界第３位ですが、２００６年の調査によると日本の幸福度は世界１７８カ国中90位でした。

心の痛み（否定的な感情やストレス）ががんの大きな原因になることは周知の事実です。本来、私たちは健康な存在として、自分らしく生きる道を自然と歩いていくものです。もし人生の途中でこの道からはずれるようなことがあったとしても、体に異常や変調のサインが現われ、休養をとったりストレス解消をしたりして、また自分らしい生き方に戻っていきます。

ところが、頑張り屋で我慢強すぎる人はこうしたサインは無視し、自分の生きる道を踏み外し、自然な状態からどんどん遠ざかっていってしまいます。その結果として、がんという病を得ることになります。

がんは、自分らしく生きてきたかどうかを気づかせてくれるきっかけになります。自然と共生する生活の重要性や、自分の生き方を本来の道に戻す必要性を教えてくれるもの——それが、がんです。

がんになるということは「あなたの生き方に変化を起こしなさい」というメッセージです。がんからのメッセージに耳を傾けて本来の自分に戻れば、自然治癒力が活発に働くようになります。すると、メッセンジャーであるがんはその役割を終え消えていくのです。

後述しますが、サイモントン療法では、〈私たちががんと診断されたときに持つべき大切な姿勢は、がんを攻撃者としてではなく、メッセンジャーとしてとらえ、そのメッセージに素直に耳を傾け、自分の歩む道を変更すること〉（川端伸子著『サイモントン療法』より）と考えています。

がんが発症するメカニズム

がんはどういうメカニズムで発症するのでしょうか？

人体を構成する細胞は約60兆個といわれています。人間はたえず細胞の分化・増殖を繰り返しながら成長していきます。成長してからも、古い細胞は死に、新しい細胞が生まれて分裂を繰り返します。こうして体の中の細胞はバランスを保ちながら常に入れ替わっていきます。

その細胞の機能をコントロールしているのが遺伝子です。しかし、加齢やストレス、生活の乱れなどが原因でこの遺伝子に傷がつくことがあります。すると、異常な細胞が生まれ、「がん遺伝子」に変化します。

しかし、通常であればこうした異常な細胞は自分で死んでいったり（細胞のアポトーシスといいます）、私たちの体に備わっている免疫の力で抑えられるのですが、そうした体の働きがうまくいかずに異常細胞が残ってしまう場合があります。これが「がん細胞」なのです。つまり、がんは遺伝子の変異による生活習慣病といえます。

実は、人間の体の中では毎日、数千個の単位でがん細胞がつくられています。でも、それがすぐにがんの発症にはつながりません。体の防御機構や免疫力が働いて、がん細胞を死滅させているからです。

また、私たちの体には「がん抑制遺伝子」が備わっており、通常であればその働きで異常な細胞は修復されます。詳しくは後述しますが、このがん抑制遺伝子の代表がｐ53遺伝子です。

ところが、さまざまな原因で防御機構や免疫力、がん抑制遺伝子の機能が低下すると、がん細胞が増殖して、がんを発症してしまうことになるのです（図6）。

がんが発症すると、個人差やがんの種類にもよりますが、最初はゆっくり成長し、十数年かけて10ミリ程度の大きさになります。がん細胞は10ミリを超えると月単位で急激に増殖を始め、数カ月で15ミリほどに成長します。さらに、1～5年で30ミリ程度にまで大きくなります。10ミリのがんには10億個のがん細胞があると考えられています。

ここまで述べたがん発症のメカニズムは現代医学の考え方ですが、実はさらに重要なのはこの先です。

発がんのメカニズム　図6

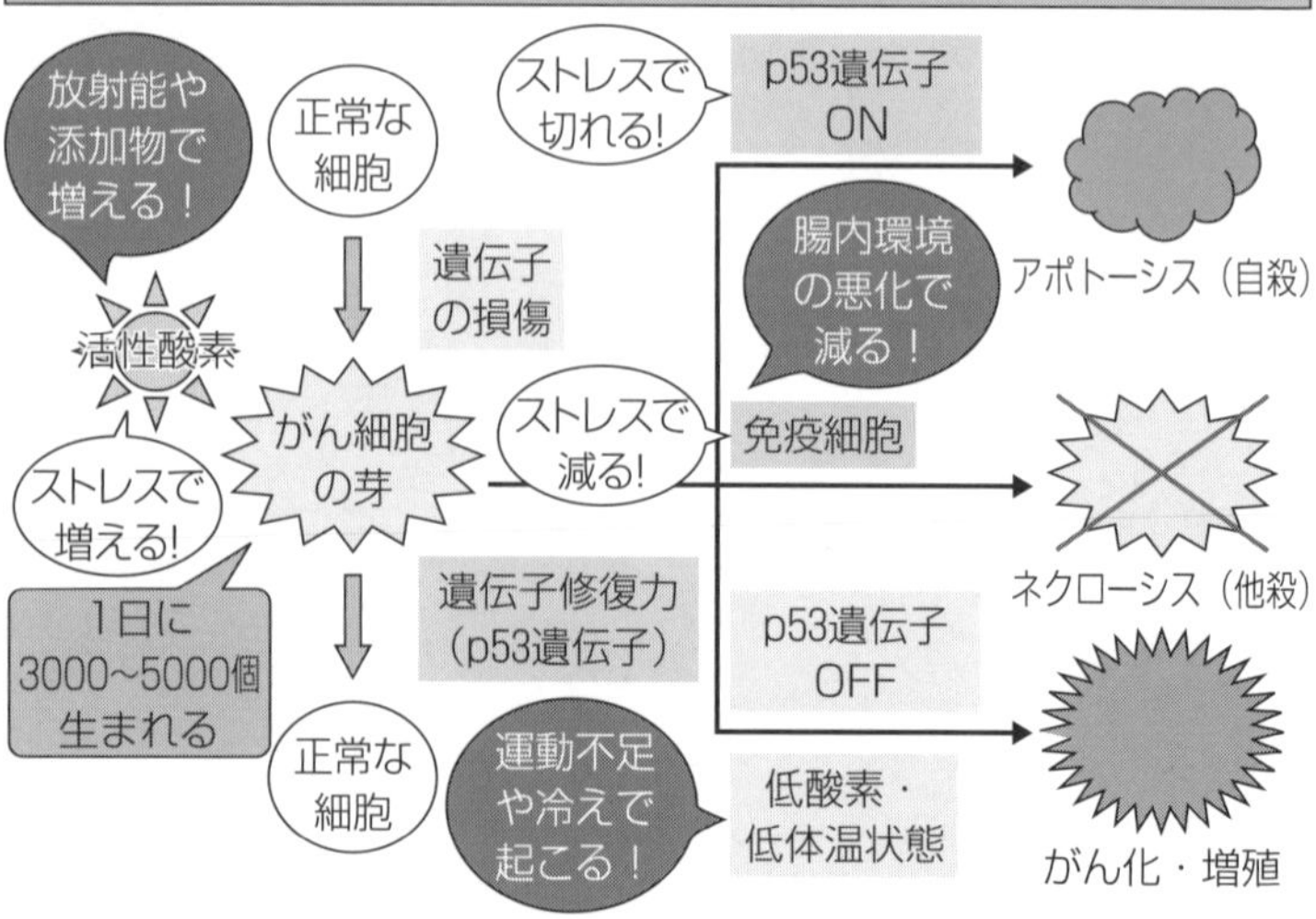

がんは私たちの細胞の先祖返り

遺伝子の変異によってがんができる。これは間違いではありません。しかし、それだけではがんという病気の本質は見えてきません。

一体、がんとはどういう病気なのでしょう？　がん細胞の特質という面から考えてみます。

あなたは、なぜがんが怖いか知っていますか？　そうです、がん細胞は、個体が亡くなるまでものすごいスピードで無制限に分裂・増殖を続けるから怖いのです。数日間に1回というスピードで分裂します。そして、がん細胞はいくら分裂してもアポトーシス（自殺）しません。

私たちの体の細胞が増殖するということは、生命維持に必要なだけの細胞数を増やしているということです。それは、がん細胞にとっても同じです。がん細胞も私たちの体の一部だからです（図7）。

新潟大学大学院・安保徹教授は、がん発症のメカニズムについて次のように端的に述べています。

〈ストレスによって低酸素・低体温の状態が日常化したとき、体の細胞がガン化して生まれる〉（安保徹著『人が病気になるたった2つの原因』より）

恒温動物である人間には一定の酸素と温度が必要です。この2つの条件が得られなくなると、体はその悪条件から抜け出そうとして、こうした状態に適応できる細胞を新たにつくり出します。

安保教授によると、それががん細胞だというのです。つまり、がん細胞の増殖は一種の適応現象であり、その人自身の体が生きにくい状況で必死になって生き延びようとしているにすぎないのです。

では、低酸素・低体温になると、細胞はなぜがん化するのでしょうか？

がんの本質とは？　図7

(1)　個体生存のための役割を持たず、ものすごいスピード（正常の数十倍）で無限・無秩序に増殖を繰り返す
→増殖のアクセルが切れなくなっている

細胞の種類	細胞分裂のスピード
成人の細胞	数カ月～数年に1回
受精～誕生までの胎児細胞	数日に1回
がん細胞	数日に1回

(2)　不老不死の細胞である
＝アポトーシス（細胞の自殺）が起こらない
→増殖のブレーキが壊れて効かなくなっている

このことを理解するには、生命活動の基本になる細胞内のエネルギー産生がどのように行われているかを知ることが必要です。私たちの体のエネルギー産生のシステムは「解糖系」と「ミトコンドリア系」の2本立てになっています。

解糖系では、ブドウ糖を原料として、食べ物から得た栄養素をエネルギーに変換します。このとき酸素は使いません。

一方、ミトコンドリア系は呼吸で酸素を取り込んで、細胞が活動するためのエネルギーをつくり出します。このミトコンドリアの中でのエネルギー産生システムは「クエン酸回路」と呼ばれ、ここで体のエネルギー源となるＡＴＰ（アデノシン3リン酸）という物質ができます。解糖系に比べ、ミトコンドリア系では膨大なエネルギーが産生されます。

この、酸素を使うか使わないかというのが大きなポイントです。酸素を使わないのが解糖系、酸素を必要とするのがミトコンドリア系です。いい方を変えると、解糖系の細胞は酸素が嫌いで、ミトコンドリアは酸素が大好きだということです。

がん細胞は、酸素を使わない解糖系がエネルギーを供給しています。ということは、解糖系が優位になるとがんになるともいえます。細胞の分裂スピードを抑えるミトコンドリア系がきわめて少なく、解糖系を中心にエネルギーをまかなっているのががん細胞の特徴です。

解糖系とミトコンドリア系のバランスが崩れ、無酸素の解糖系ばかりが活動するようになると、がん細胞が生み出されやすくなるのです。

また、温度という面から考えると、ミトコンドリアを増やすには温度の高い環境が必要で、解糖系は温度の低い環境でもエネルギーをつくることができます。

がん細胞は、酸素が少なく温度が低い環境でもエネルギーをつくることができるように適応しているということがいえます。つまり、細胞のがん化とは低体温・低酸素状態に適合した「原始的生物への先祖返り」ということがいえるでしょう（図８）。

がんは、不自然な環境や生活によって過酷な状況下におかれた私たちの細胞が生き残る

がんは細胞の先祖帰り　図8

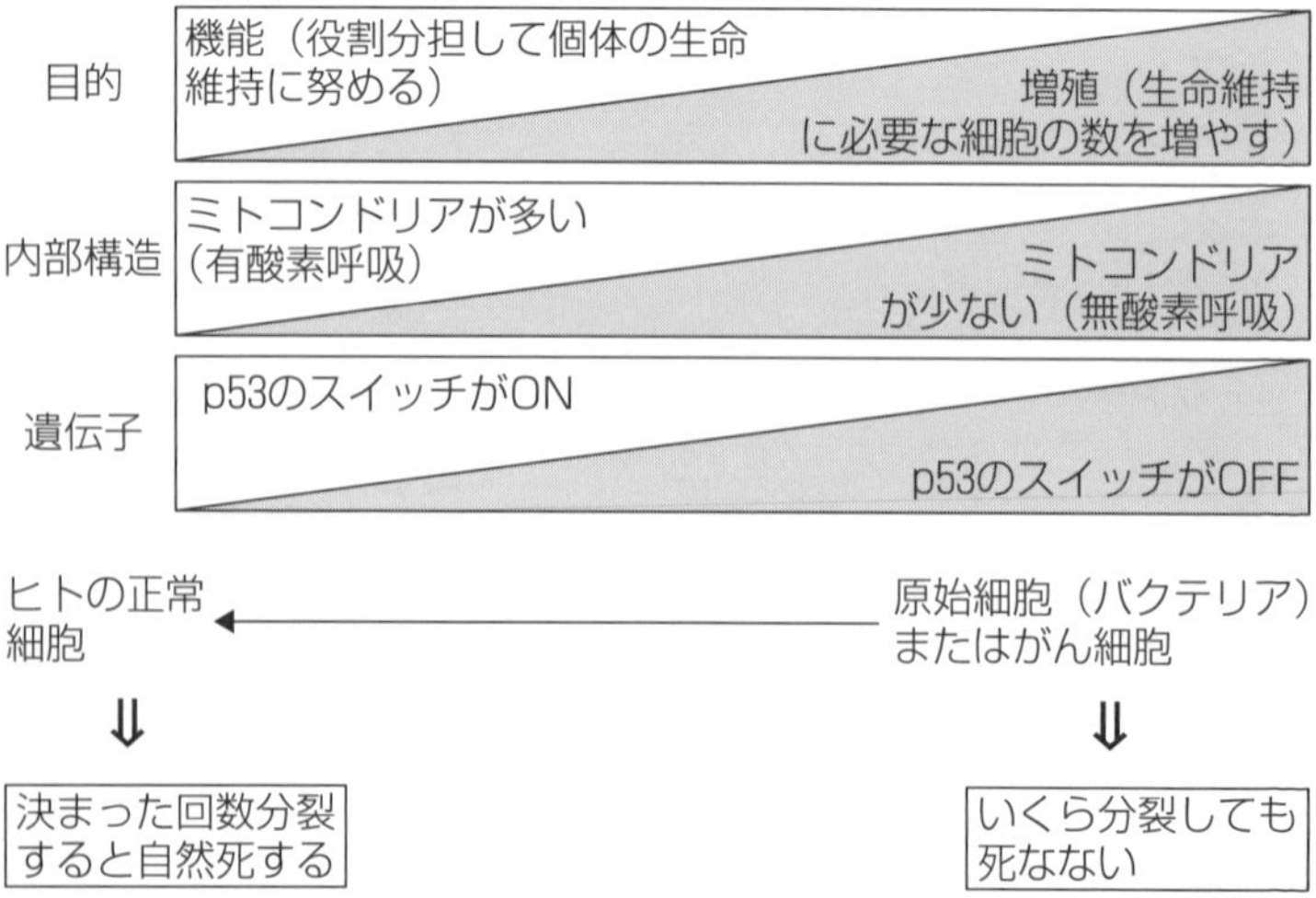

ために止むを得ず先祖返りしているだけだと考えてみてください。現代西洋医学では「がん＝悪」ととらえます。がんを克服するには、この発想をまず変える必要があります。

ナトリウムとカリウムのバランスが破綻

がん細胞は、酸素が欠乏すると、それが引き金になって分裂・増殖の勢いが増します。では、なぜ細胞内で酸素が少なくなってしまうのでしょうか？

その主な原因は、あらゆる生命活動（代謝）にとって非常に大切なミネラルであるナトリウム（塩分）とカリウムのバランスが崩れることです。

私たちの体を構成する細胞は、細胞の外部（血液やリンパ液など）にナトリウム、内部にカリウムが多い状態でミネラルバランスが保たれています。これが体にとってよい状態であり、ミネラルバランスが保たれているからこそ、細胞内での代謝が正常に行われます。生命活動はこうした働きで維持されています。

人間の体はよほどのことがない限り、このバランスが崩れないようにコントロールされています。ところが、このバランスが乱れると細胞ががん化しやすくなるのです。がん細胞では逆に細胞外にカリウムが多くなり、細胞内にナトリウムが増えるという特徴があります。

なお、人の受精卵もものすごいスピードで分裂・増殖を繰り返しますが、その間の胎児細胞はがん細胞と同じく、細胞内にナトリウムがたまっていてカリウムが少ない状態になっていることがわかっています。

近年、科学の進歩により、この細胞内外のミネラルバランスをコントロールしている「ナトリウム・カリウムポンプ」という機能の存在が明らかになりました。細胞の内側と外側を隔てている細胞膜にナトリウム・カリウムポンプというシステムがあり、これが細胞内外のミネラルのバランスを調節しているのです。

細胞の外側と内側では細胞膜を通してさまざまな物質が行き来しています。これによって細胞の活動が維持されています。物質は濃度の高いほうから低いほうへ流れようとする性質があります。したがって、放っておけば細胞外にあるナトリウムは細胞内へ入ろうとし、内部にあるカリウムは外へ出ようとします。これを抑えているのがナトリウム・カリウムポンプです。

このポンプが正常に働いていれば、細胞内に入ってきた不必要なナトリウムを外へ追い出し、細胞外に出ていこうとするカリウムを内部に引き込みます。ところが、ポンプの機能が衰えると細胞内にナトリウムがたまってカリウムの少ない状態になります。

ナトリウムは自分といっしょに水分を引き込む性質があるので、細胞の中が水膨れ状態になって酸素不足に陥り、その結果細胞ががん化しやすくなります。

ナトリウム・カリウムポンプは、濃度の高いほうから低いほうへという自然の流れにある意味で逆らった物質輸送をたえず行っています。ですから、この機能を維持するには膨大なエネルギーを必要とします。そのエネルギー源になるのが、細胞内のミトコンドリアでつくられるクエン酸回路が産生するＡＴＰなのです。

ミトコンドリア系のシステムであるクエン酸回路がうまく回らなくなってＡＴＰが不足すると、ナトリウム・カリウムポンプが機能しなくなり、ミネラルの出入りをコントロールできなくなります。

では、このナトリウム・カリウムポンプの能力を低下させる原因は何だと思いますか？「食生活の乱れ」です。

具体的にいうと、一つは塩分の摂取過多が挙げられます。塩分を摂りすぎるとナトリウムが多くなり、ナトリウムとカリウムのバランスが崩れます。もう一つは野菜や果物の摂取不足によりカリウムが不足したり、酵素の一種であるナトリウム・カリウムポンプが正常に働くために必要な補酵素と呼ばれるマグネシウムなどの微量ミネラル不足を招くことになるのです。

こうした食習慣を続けた結果、ナトリウム・カリウムポンプが破綻して細胞内外のミネラルバランスが崩れ、代謝異常を起こして発がんにつながると考えられています。これが、食生活の乱れによってがんが引き起こされるメカニズムの一つです。

免疫力に次ぐ第2の自然治癒力「p53遺伝子」

がん細胞は人間の組織で毎日生まれているにもかかわらず、通常は私たちの体に備わった防御機能のおかげで発がんをまぬがれています。その一つが免疫力であり、そしてもう一つが「がん抑制遺伝子」の働きです。がん抑制遺伝子は免疫力に次ぐ第2の自然治癒力として注目されています。

がん抑制遺伝子の中でも、さまざまな研究によってがん細胞の増殖を抑制するパワーが最も強いと明らかになっているのが「p53遺伝子」です。実際、悪性腫瘍においていちばん高頻度で異常が認められるのがこのp53遺伝子なのです。がん患者さんを調べてみたところ、過半数の人でp53遺伝子の異常があったという報告もあります。

p53遺伝子の重要な働きの一つは、細胞にアポトーシス（自殺）を命じることです。私たちの体では常に細胞分裂が繰り返されていますが、一つの細胞はある一定の分裂数に達するとアポトーシスするようにプログラミングされています。また、細胞は隣の細胞と触れ合うと分裂が止まり、成熟して器官ごとの役割を果たす細胞（分化細胞）に変わります。

ところが、がん細胞は決められた分裂数に達しても死にません。隣の細胞と触れ合っても分裂は止まらず、細胞分裂だけを無限に繰り返す細胞（未分化細胞）のままでいます。

ｐ53遺伝子はＤＮＡに起きたダメージを見て、修復可能か、修復は不可能なのでアポトーシスさせるかを判断するのです（40頁図6参照）。

正常細胞ではｐ53遺伝子のスイッチが入っていますが、がん細胞ではスイッチが切れています。したがって、がん細胞の増殖をストップさせるには、切れてしまったｐ53遺伝子のスイッチを入れてその働きを高めてやればよいわけです。そして、このｐ53遺伝子が活発に働くスイッチは心の状態によってオン・オフされることがわかっています。

ストレスがたまりやすい思考の人は限界を超えるとｐ53遺伝子がフリーズしてしまい、がんの増殖に拍車がかかります。これを止めるには心のケアなどを行い、ｐ53遺伝子のスイッチをリスタートさせることが重要になります。

ここで一つの疑問が浮かびます。ｐ53遺伝子を使った遺伝子治療でがんを征圧できるのではないかという疑問です。はたして、ｐ53遺伝子を外部から体に組み込むことで細胞のがん化を阻止できるのでしょうか？

近年、ｐ53遺伝子による遺伝子治療についてはさまざまな研究が進められています。２００９年には、大阪大学の研究グループが、ｐ53を含む４つの遺伝子をヒトの大腸や肝臓、膵臓などのがん細胞に組み入れ、それらの細胞をヒトの細胞を拒絶しない特殊なマウスに移植する実験を行いました。普通のがん細胞であれば移植後に増殖して腫瘍ができるはずです。ところが、このマウスでは移植しても腫瘍はできませんでした。

細胞を詳しく調べたところ、がんの悪性度はほぼゼロであり、ｐ53遺伝子などの働きが活発になっていたそうです。がん細胞で働きが抑えられていたｐ53遺伝子が本来の機能を取り戻したと考えられます。

また、中国で２００１年10月から２００３年５月にかけて実施された臨床試験では、放射線療法と併用してｐ53遺伝子治療薬を８週間投与された頭頸部がん患者36名と放射線治療のみ33名に分けて比較したところ、ｐ53遺伝子治療薬を併用した群では放射線治療のみの群の約３倍にあたる64％の患者さんでがんの完全退縮が認められました。

壊れた「アクセル」と「ブレーキ」を修復する

前述したように、がん細胞の最大の特徴は無限に増殖することです。そして、免疫力やがん抑制遺伝子など体の防衛機能による抑制がききません。いわば増殖のアクセルが開きっぱなしになり、ブレーキがきかない状態というのがいちばんわかりやすいたとえでしょう。

こういう状態の細胞はいくつかあり、その一つが受精卵、胎児細胞です。受精卵は十月十日で約3兆個に増えるわけですから、その増殖の勢いはすさまじいものがあります。

ナトリウムとカリウムのバランスの逆転もアクセルがかかった状態ということができます。また、エネルギー産生システムの面からいえば、正常細胞ではミトコンドリア系の呼吸（有酸素呼吸）でエネルギーをつくってい

胎児細胞とがん細胞　図9

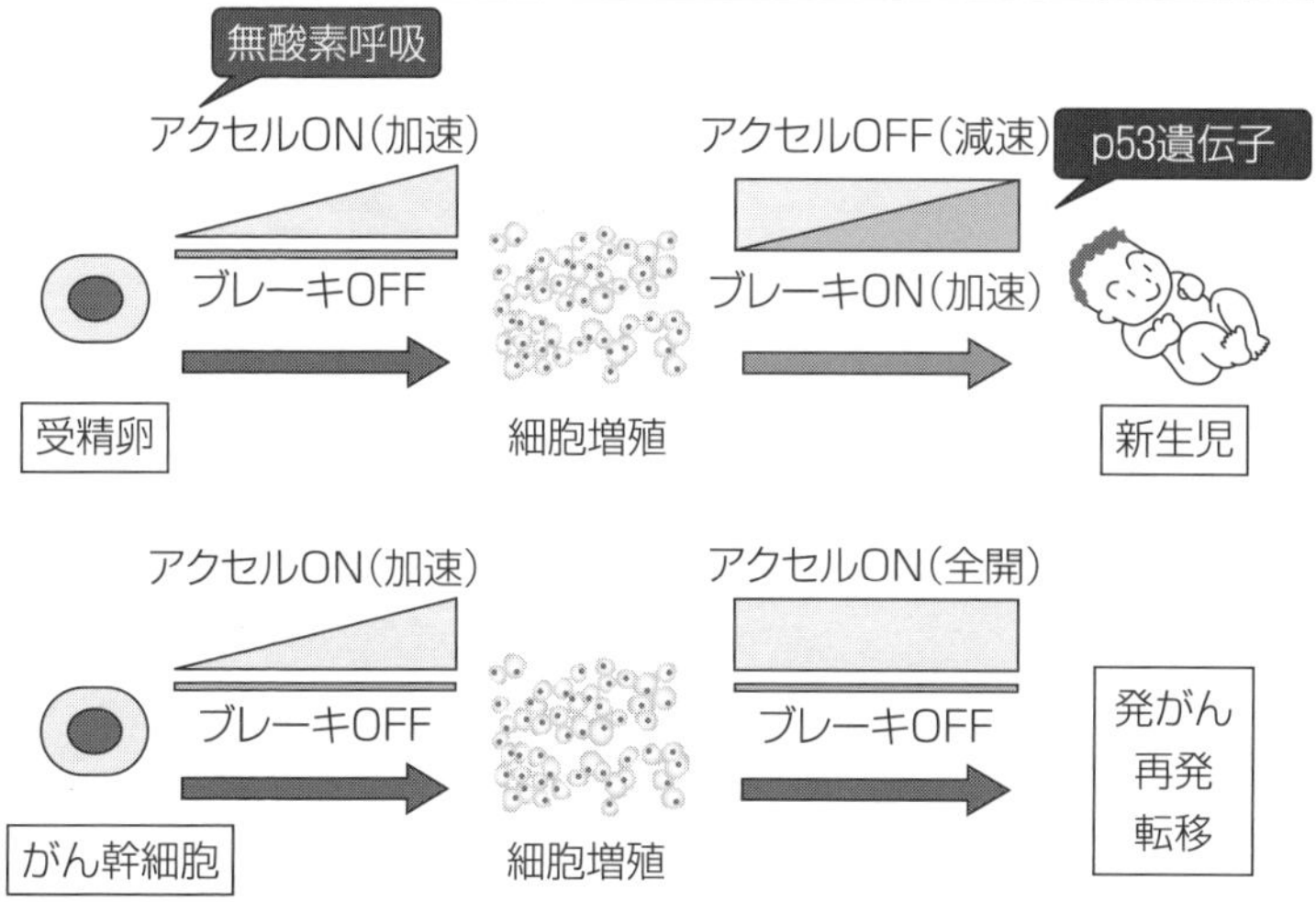

ます。ここにアクセルがかかると、酸素を必要としない解糖系の呼吸（無酸素呼吸）でエネルギーをつくるようになります。

一方、ブレーキはｐ53遺伝子などのがん抑制遺伝子です。

ｐ53遺伝子は正常細胞に備わっているアポトーシス機能を誘導します。ただ、アポトーシスは、がん細胞と同じように分裂・増殖にアクセルがかかっている胎児細胞でも行われています。がん細胞のみがアポトーシスの働きを失っているのです。

正常細胞と胎児細胞では、常にｐ53遺伝子のスイッチが入っていて、生命活動が正常に維持できるように細胞分裂をコントロールしています。ところが、このブレーキが壊れると、ｐ53遺伝子のスイッチが切れて、がん細胞の細胞分裂のコントロールがきかなくなり、生命活動がうまく行われなくなって死の危険にさらされることになります（図9）。

このようにアクセルとブレーキという2つの側面から考えると、がんのメカニズムについて1つの仮説が生まれます。

がん細胞がどのようにできるのか？　わたしの考え方はこうです。

アクセルが壊れる最初の引き金の一つは食生活の乱れです。食生活が原因でがんが発症する『負のスパイラル』という図10のような因果関係が推測されます。

強調したいのは、ナトリウム・カリウムポンプ能力の低下が、細胞の低酸素やエネルギー

細胞増殖のアクセルを狂わす負のスパイラル　図10

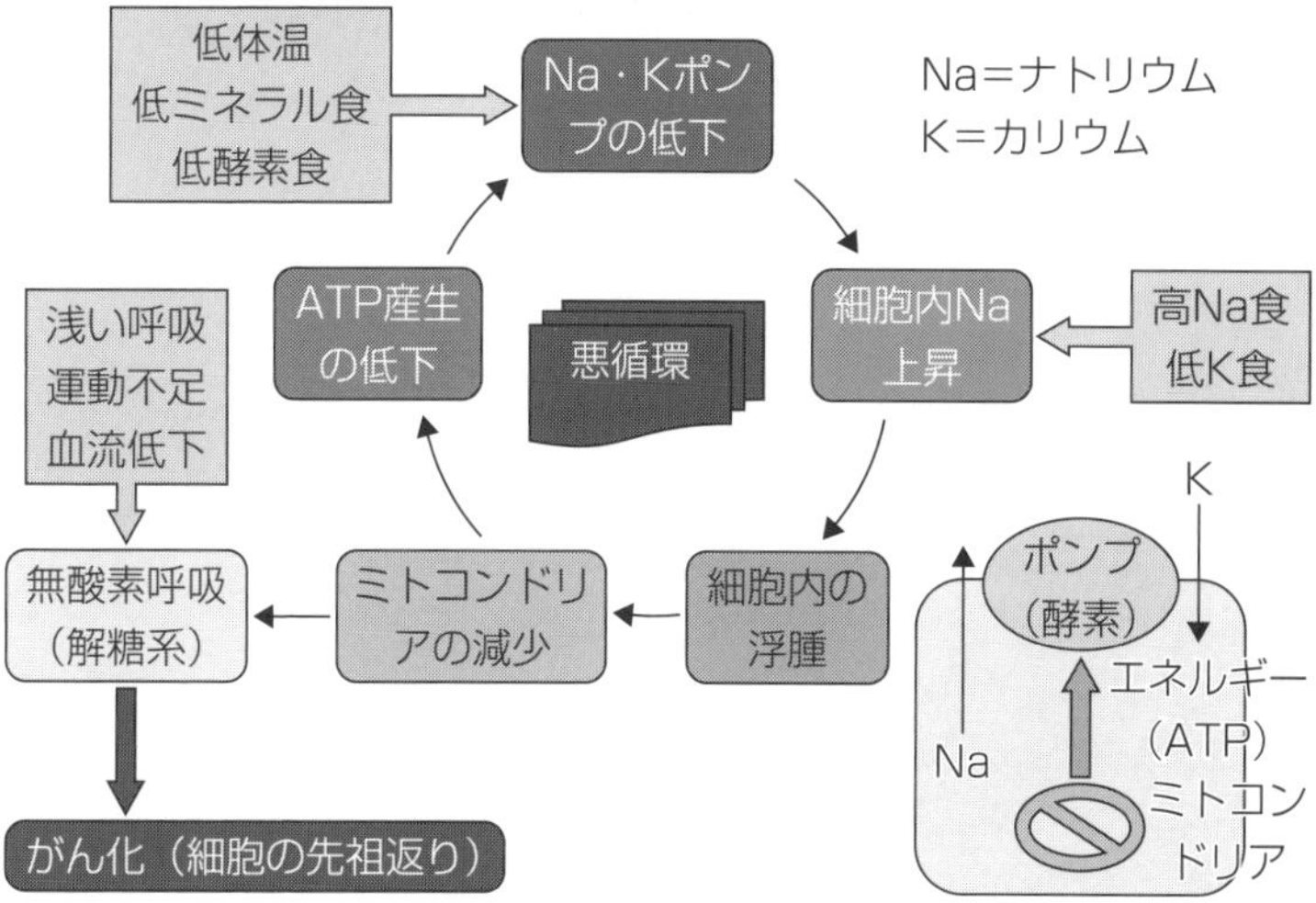

細胞増殖のブレーキを狂わす負のスパイラル　図11

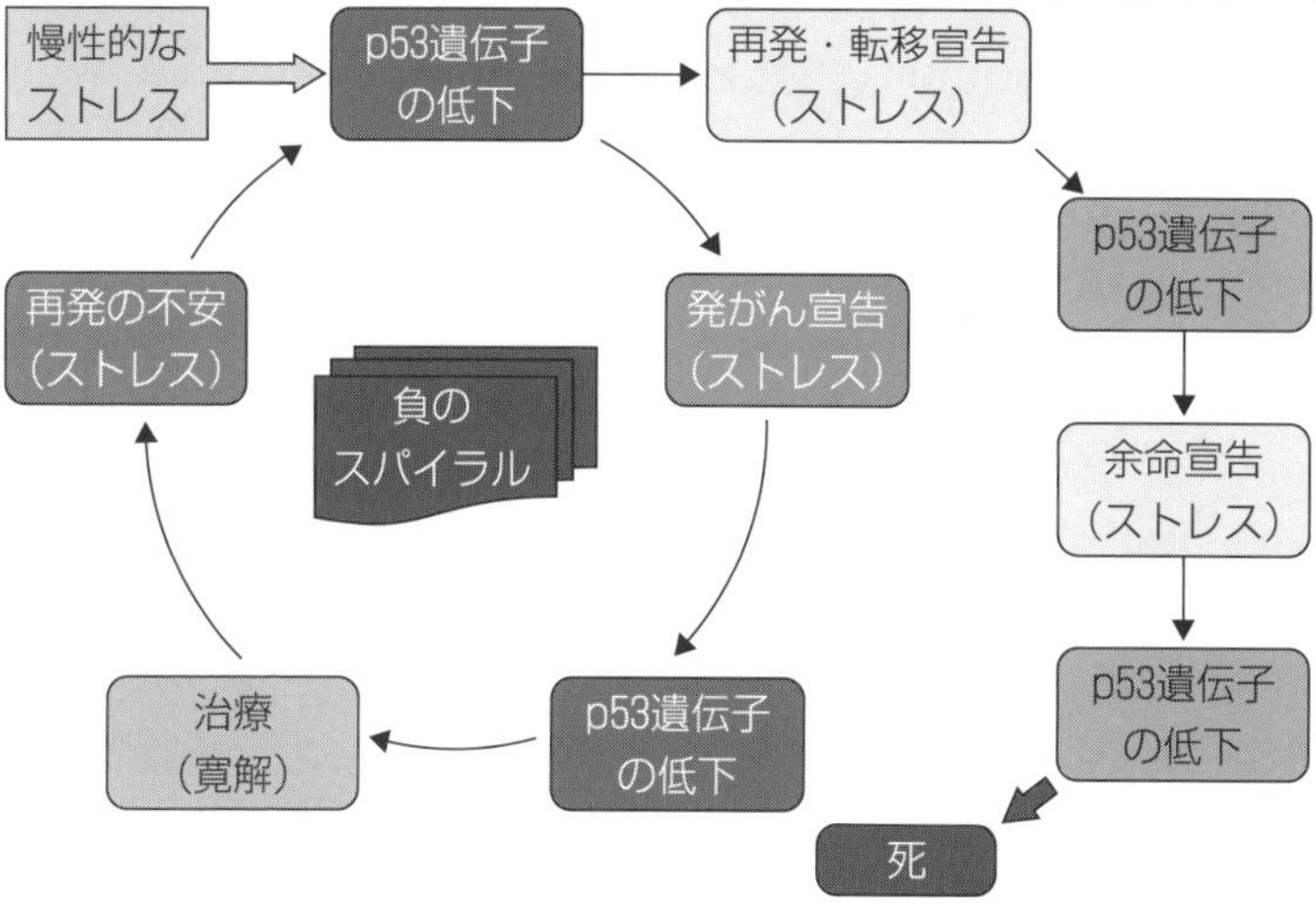

産生システムの変化の前段階で起こっているということです。わたしは、がんはナトリウムとカリウムを中心としたミネラルバランスの破綻、つまり食生活を中心とした生活習慣の乱れから始まると考えています。

さらに、このようにして発生したがん（の塊）が治療により一時的に寛解したとしても、生活習慣を改めないで元どおりの生活を続けると、アクセルがかかったままの状態でいることになるので、がん細胞は見えないところで増殖を続け、再発・転移という形で我々の前に再度姿を現すことになるのです。

一方、ブレーキが壊れてがんが発症し、悪化を辿って死に至る根本原因はストレスです。ストレスが原因でがんが発症し、進行・悪化していく『負のスパイラル』は図11の流れに

めざすゴールとは？　図12

がんの本質のメカニズムを知り、壊れた増殖のアクセルとブレーキを修復して細胞を異常な状態から正常な状態にもどしてやる

がん細胞と正常細胞の違い

	細胞内外のミネラルバランス	細胞内ミトコンドリア	呼吸	p53遺伝子のスイッチ
正常細胞（誕生後）	内（K>Na） 外（Na>K）	多い	酸素が必要	ON （入っている）
正常細胞（胎児）	内（Na>K） 外（K>Na）	少ない	酸素が不要	ON （入っている）
がん細胞	内（Na>K） 外（K>Na）	少ない	酸素が不要	OFF （切れている）

（凡例）アクセルが切れている／アクセルが切れていない／ブレーキが効いている／ブレーキが効いていない

なるでしょう。

ここで大切なことは、生活習慣を改善してアクセルを切っただけでブレーキをかけなければ、がんの増殖は止まりませんし、逆にブレーキだけをかけてもアクセルを切らないでいればやはり増殖は止まらないということです。

したがって、がんの本質をきちんと理解したうえで次章以降で具体的にお話するセルフケアを毎日実践すること、すなわち食事を中心とした生活習慣の改善を進めながら（アクセルを切りながら）同時に心のケアに取り組む（ブレーキをかける）ことが、めざすゴールであるがん克服にとって最も大切なことなのです（図12）。

セルフケアでがんが自然に消える

食生活の改善などによってがん細胞増殖のアクセルを切ってやること、そして心のケアを行って自分自身の生き方・考え方を変えることによってブレーキをかけてやること、その2つを実践することで、たとえ末期がんでもがん細胞の増殖が止まり、自然治癒することがあります。実際にそういう例が世界中で報告されています。

以前から、世界の一部の研究者ががんの「自然退縮」について研究しています。がんの自然退縮とは「組織学的に診断の確定したがんが、医学的に有効とされる治療法がないにもかかわらず、縮小したり消失したりする現象」と定義されます。

がんは、治療法がない場合、確実に大きくなっていくのが普通なので、進行が止まるだけでも自然退縮といえます。

1998年ビクトリア大学（カナダ）のハロルドフォスター博士は、自然退縮を経験した元患者200人のデータをコンピュータで分析し、その過半数が自主的に食事の改善や生き方の改善を長期間にわたって実践したことを報告しています。

また、九州大学の故・池見酉次郎医師と中川俊二医師は文献調査により、がんの自然退縮例69例を報告しており、それらの症例ではがんの自覚を契機とした「実存的転換」（心機一転）が起きていると指摘しています。

実存的転換というのは池見医師がつくった言葉で、「今までの生活を心機一転し、新しい対象を発見し、満足感を見出し、生活を是正するとともに、残された生涯の一日一日を前向きに行動しようとするあり方」です。

アメリカの研究者キャロル・ハーシュバグも、1372例の自然退縮例の検討を通して、「病気を克服しようとする闘志」「生きる目標」「良い結果を信じるなどの心理的要素」が自然退縮に関連していると推測しています。

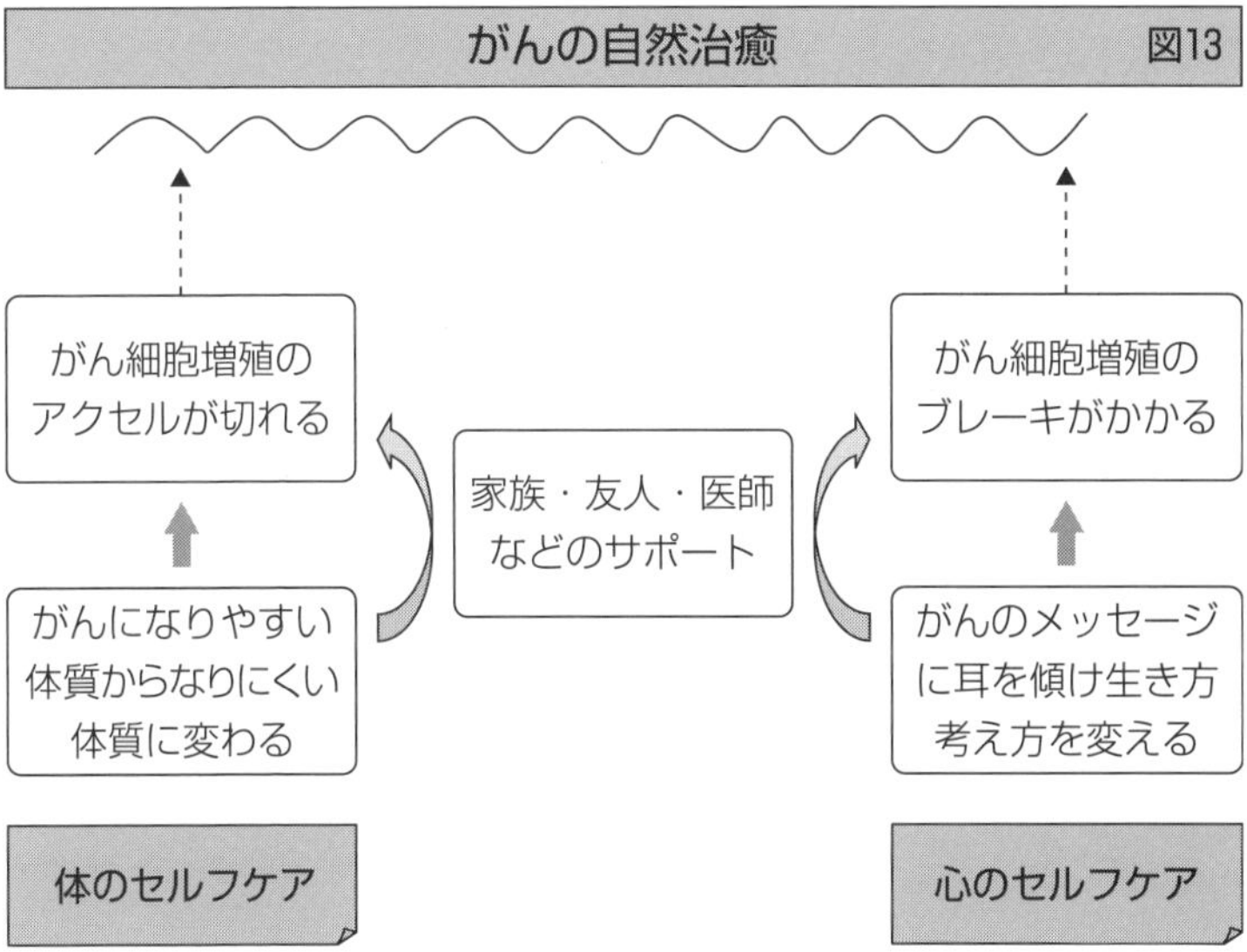

実際、わたしがこれまでに出会ったがんが自然退縮した人たちは、「自分はがんである」と前向きに捉え、がんへの不安や恐怖を克服して生きがいを発見し、意欲的に行動していく方向に気持ちの転換が起きています。

そして、「感謝」という言葉が多くの方のキーワードになっています。

また、実存的転換がもたらす最たるものは、自分の体は自分で守るというセルフケアの意識です。食生活の改善によってがん増殖のアクセルを切るのも、免疫力やp53遺伝子の働きを高める心のケアによってブレーキがかかるのも他人まかせでは効果は発揮されません。重要なのは「心と体のセルフケア」です。

がんを治すのは医師ではありません。治る主体はあくまでも自分です。そのことを再確認してください。がんは「治す」ものではなく「治る」ものです。自分の内にある治る力を信じてください。そうした信念に基づいてセルフケアを実践すれば、治る力とプラセボ効果が最大限に高まり、驚異的な自然治癒力が発揮されるでしょう。もちろん、そこには家族や友人、医師などのサポートが必要なことはいうまでもありません（図13）。

心の持つ力（ブレーキ）を過小評価しないこと

がんという病気において、前向きに生きる心がいかに大切かを教えてくれる２つの貴重な調査があるので紹介しましょう。

一つはロンドン大学のアイゼンク教授ががん患者約１３００名を15年間追跡調査した結果です。

患者さんのうち、「自律性のない群」（絶望して後ろ向きの気持ちで治療を受けている人）の約46％はがんで死亡していました。一方、「自律性のある群」（希望を持って前向きな気持ちで治療している人）ではがんで死亡したのはわずか０・６％だったというのです。

希望を持って毎日を生きることが、がんの予後にいかに大きな影響を与えることかがわかります。サイモントン療法でも、心の平安を保って一日一日を生きることを重視しています。

　サイモントン博士は１９７４年から１９８１年までにサイモントン療法を実践して、がん患者さんの生存期間やＱＯＬ（クオリティ・オブ・ライフ：生活の質）に与える影響を研究しました。

　彼の研究によると、不治のがん患者さん（平均余命12カ月と診断）１５９名に、４年間にわたってサイモントン療法を施した結果、サイモントン療法を受けなかった96名の平均余命は約12カ月だったのに対して、サイモントン療法を施した63名の平均余命は24・４カ月とほぼ２倍でした。

　ストレスが大きくなって心の状態が不安定になると、がんを破壊するＮＫ細胞などの働きが低下し、がんの発症・再発の引き金にな

セルフヒーリング（自己癒し）法　図14

―何よりもまず、あなたの心を守りなさい―

がん患者
・ストレスを内に溜め込みやすい
・ストレスで心が傷つきやすい

p53遺伝子　⇒（愛の遺伝子）

スイッチON	アポトーシス（自殺）
スイッチOFF	不死獲得（無限増殖）

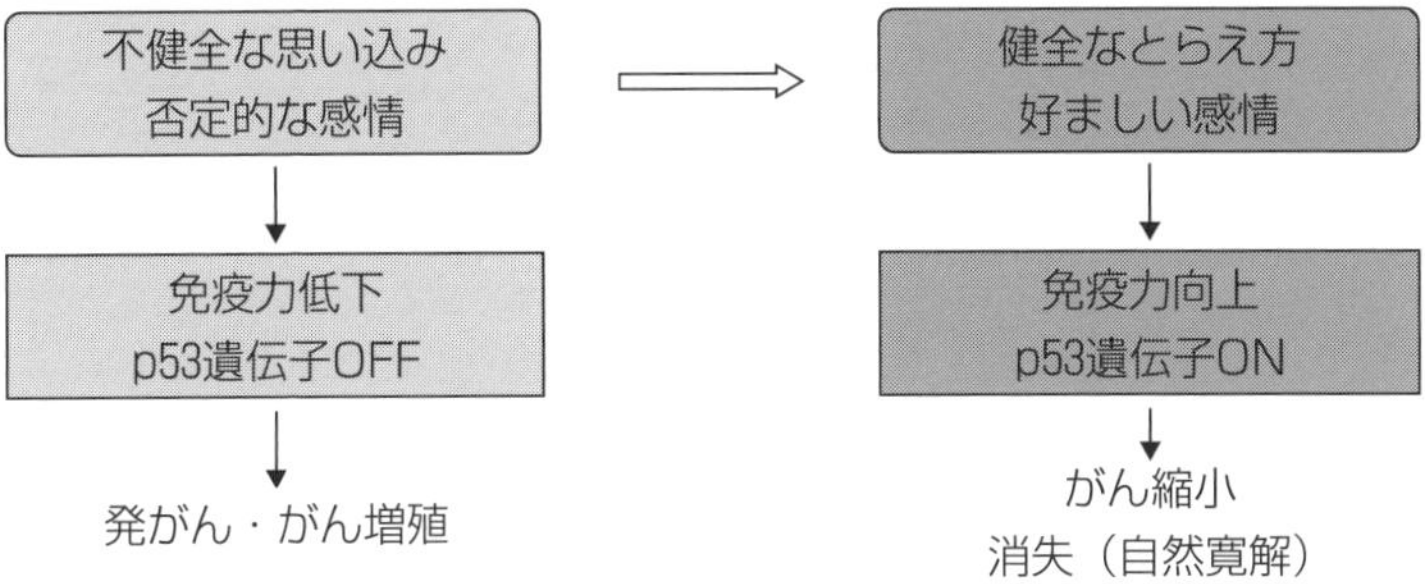

ることは以前から知られていました。したがって、ストレスをためず前向きに生きることが大切とされてきましたが、それはあくまでも「間接的な原因」と考えられていたため、それほど重要視されてきませんでした。

ところが実際は、がんの発症・再発と自然寛解には、p53遺伝子などのスイッチのオン・オフがかかわっていることが、筑波大学大学院・宗像恒次教授や村上和雄名誉教授の研究から明らかになりました。

不健全な思い込みや否定的な感情（絶望感や不安感など）によってがん抑制遺伝子のスイッチが切れると、がんを発症したり、がん細胞の増殖が助長されること、さらには適切なカウンセリングを行って心のケアをすることで遺伝子のスイッチが入ることもわかってきたのです（図14）。

セルフケアを効率的に継続していくのが「賢いがん患者」

セルフケアは、あくまでも「ケア」（養生・癒し）であり「キュア（治療）」ではありません。セルフケアをどう定義できるかを他の治療との関係で分類してみたのが図15です。

AからEと右へ行けば行くほど自主性や主体性が増していきます。そして、コミュニケーションやスキンシップ、家族のサポートも必要になってきます。スキンシップやコミュニケーションが増えていくと、信頼感や希望が大きくなります。

セルフケアは効率的に継続していかなければ意味がありません。そのためには、まずがんの本質を理解することが必要です。

そのうえで、自分のがんの原因が食生活の乱れやストレスにあることを認識し、がんを招いた責任は自分自身にあることを自覚しなければなりません。自分の体に起きたがんは自分に責任があります。自分の責任だからこそセルフケアで治せるのです。

しかし、セルフケアを長続きさせるのは言葉でいうほど簡単ではありません。とくに、自分一人だけでセルフケアを続けるのは孤独

キュア(治療)とケア(養生・癒し)　図15

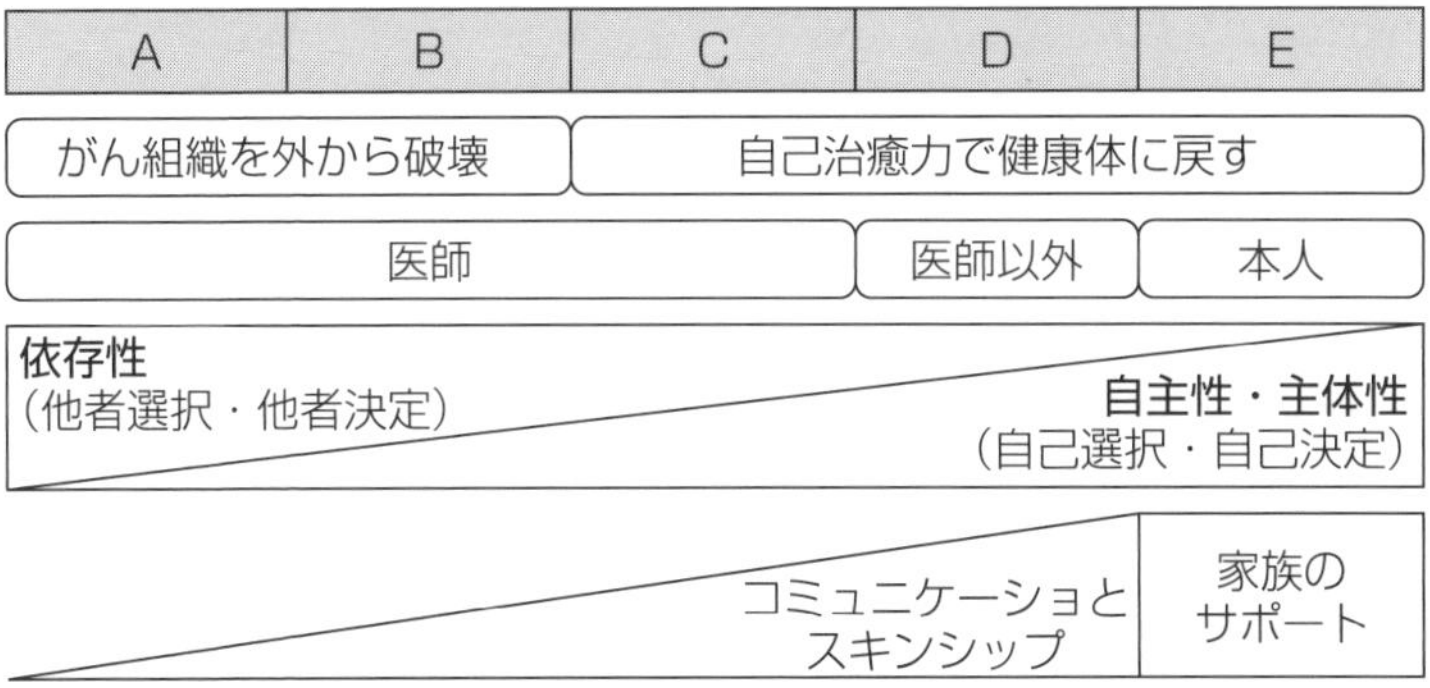

A：標準的な3大療法⇒外科手術、放射線療法、化学療法（抗がん剤）
B：先進的な3大療法⇒内視鏡術、ピンポイント放射線療法、分子標的剤など
C：活性リンパ球療法、ワクチン療法、高濃度ビタミンC療法、インスリン強化療法、休眠療法、漢方、アユルベーダなど
D：びわの葉温灸、鍼灸療法、リンパマッサージ、がん心理療法（カウンセリング）など
E：セルフケア

な作業であり、とても難しいものです。だからこそ、家族などのサポート、心のふれあいというものが必要になり、それが希望や安心感につながっていきます。それまで気づかなかった感謝の心も芽生えてきます。それが非常に大事なのです。

セルフケアを効率的に継続していくには、自分が取り組もうとしている治療法に、信頼感と安心感をもって気持ち良く取り組めることが重要な鍵になります。セルフケアは継続しなければプラセボ効果は発揮されません。

わたしの知っている患者さんの一人は、ある厳格な食事療法を断念してうつ状態になってしまいました。もともと、がんになる人は執着気質（後述）が強いので、食事療法などにしても徹底してやらなければ気がすみません。ところが、どうしても続きませんでした。あるとき患者会に行ってその食事療法をしっかりやって元気になった人の話を聞いて、「自分はなんてダメなんだろう」と落ち込んでうつ状態になってしまったのです。

セルフケアは自分ができることを、信頼して、家族にも協力してもらいながら続けることが大事です。あまり執着してしまうと逆効果になることも覚えておいてください。

執着気質の人は「〜ねばならない」「〜すべきである」と考えがちですが、セルフケアを継続するにはこうした考え方はやめましょう。自分が納得できる方法を見つけて「自分のペースで」「信念を持って」続けることが大事なのです。

うまくいかないときに相談できる人がいるのが望ましいと思います。患者会や家族の会などのメリットは、いろいろな人と会話ができることです。100点満点で60点なのは自分だけではないと気楽に考えられるようになるのです。

わたしは母親の経験を通して、セルフケアを継続することの難しさと大切さを再認識しました。

前述したように、母は亡くなる約1年前に肝硬変から肝臓がんに移行しましたが、8カ月後には肝臓の検査も正常値に戻り、がんは軽快しました。その間、玄米・菜食・減塩を心がけ、フコイダンやにんじんジュースを飲み続けるといったセルフケアを徹底しました。

ところが、症状や検査値が軽快したためについ油断し、食事療法がおろそかになってしまったのです。その結果、腫瘍マーカーが顕著に上昇します。2010年6月1日にはAFPという肝臓がんの腫瘍マーカー（基準値10以下）が2・1と正常になったのですが、わずか2カ月後の8月9日には9999・9という高値になっていました。そして、その約1カ月半後に急変して肝性昏睡で亡くなりました。

いったん軽快したにもかかわらず、セルフケアをほんの少しおろそかにしただけで短期間に状態が悪くなるという事実はわたしにとって衝撃的でした。セルフケアを効率的に継続することの重要性を母親の死という重い代償を払って学んだのです。

たくさんのセルフケアの選択肢を知ってほしい

がんの治療法などの情報は日々さまざまなところから発信されていますが、その情報の質と信頼性を見きわめる必要があります。補完代替医療を含めたセルフケアにどれだけの効果があるかは本来、科学的な検証を必要とします。

情報源としては学会や論文などの研究発表が引用されることが少なくありませんが、その結果の信頼性にはさまざまなレベルがあることも知っておいてほしいと思います。

風評に惑わされず、正しい情報を見分ける目をもつことが必要です。がんの補完代替療法の有効性について2007年に世界がん研究財団とアメリカがん研究財団が約4500件の論文を解析してまとめた「がん予防14か条」が一つの参考になります（図16）。

セルフケアの方法というのは画一的なものではありません。個人個人でがんになった原因はさまざまですから、セルフケアが異なるのは当然です。どんな場合でも人任せにせず、家族や知人・友人にも協力してもらってとことん調べたり聞いたりして、自分が納得できるものを見つけることが大切です。そして、セルフケアは自己選択、自己決定、自己責任が前提です。自分に本当に合ったオーダーメイドのセルフケアでなければ長続きしません。

がん予防 14 か条　図16

（食品と栄養とがん予防：世界的展望 2007 より）

第一条 食事は植物性食品を中心にする。野菜、果物、豆類、精製度の低いでんぷんの主食など、できるだけ多様な種類の食物を摂る。

第二条 体重は BMI（日本では体重 kg/（身長 m × m）の数値）18.5 ～ 25 を維持して肥満を避ける。

第三条 運動は 1 日 1 時間の早足歩きと、1 週間に合計 1 時間の強度の運動を行い、体を動かす習慣を維持する。

第四条 野菜・果物を 1 日に合計 400 ～ 800g 摂る。

第五条 野菜・果物以外の植物性食品としては、1 日に合計 600 ～ 800g の穀類・豆類・イモ類・バナナなどを摂る。

第六条 飲酒は勧められない。アルコール類を摂るなら男性は 1 日に 2 杯（ビール 500ml、ワイン 200ml、ウイスキー 50ml、日本酒一合）以下、女性は 1 日 1 杯以下に控える。

第七条 赤身の肉は 1 日 80g 以下に抑える。

第八条 総脂肪量を減らし、総エネルギー量の 15 ～ 30%の範囲にとどめる。特に動物性脂肪を控え、植物油を使用する。

第九条 塩分は 1 日 6g 以下に抑える。香辛料やハーブ類を使用するなどして、減塩のために工夫する。

第十条 カビ毒に注意する。食べ物を常温で長時間放置せず、カビが生えたものは食べない。

第十一条 腐りやすい食品は、冷蔵庫か冷凍庫で保存する。

第十二条 食品添加物や残留農薬に注意する。適切な規制下では添加物、汚染物質、その他の残留物は特に心配要らない。

第十三条 黒焦げの食べ物を避け直火焼きの肉や魚、塩干しの燻製食品は控える。

第十四条 栄養補助食品は、以上の勧告を守ればあえて摂る必要はない。

（第十五条 たばこはやめましょう。たばこは飲酒の害を増幅させ、良い食生活をしても喫煙によって台無しになる可能性があります）

セルフケアを継続するうえで重要なのはたくさんの選択肢があるということです。そして、一つの方法ではなく、複合的に実践することの良さもあります。

単一の方法を選ぶとそれに依存してしまいがちです。フコイダンならフコイダンだけということになると、抗がん剤治療と同じことになってしまいます。それが効かなかった場合の精神的なショックが大きく、希望から絶望に落ちてしまいます。選んだ方法が思わしくなければそれを見直す勇気も必要ですし、逆にその方法を信頼することで発揮されるプラセボ効果も大事です。

がんの治療で最も望ましいのは、自分に合った方法をいくつか組み合わせることだと思います。その中には3大療法も入りますし、セルフケアももちろん入ります。最後は自己責任による自己選択になります。

では、自分に合った方法とは何でしょうか?

それは「心地よさ」「安心感」「信頼感」のある方法です。

「心地よさ」は実行していて気持ちが良いかどうか、心地よい治療やセルフケアを選ぶと自然治癒力が高まりますし、長続きします。

「安心感」は安全性、安心感の高いセルフケアを選ぶことによって、正常細胞を元気にし、病気に打ち克つための体力を良好に保つことができます。また、安心感の高い治療法を選

ある乳がん患者の例			図17
	心地よさ	安心感	信頼感
ゲルソン療法	△	○	○
フコイダン	○	◎	◎
ケフィア＋菊いも	◎	◎	○
SAT療法	○	◎	○
ウォーキング	◎	○	○
アマニ油	○	○	○
抗がん剤	×	△	◎

ぶと安全性のプラセボ効果を低く抑えて副作用を軽減することもできます。

そして「信頼感」は自分が効き目をどれだけ期待できるか、信頼感の高いセルフケアや治療法を選ぶことによって有効性のプラセボ効果を高めることができますし、希望を持ってがんに負けない前向きな気持ちで取り組むことができます。

この3つの条件を総合的に満たす方法を組み合わせて選び（自己選択）、それを実践することで健康に戻ることを決意し（自己決定）、自分の意思でしっかり取り組めば（自己責任）きっとあなたが想像していた以上の効果を発揮するでしょう。

わたしが患者さんにおすすめしているのは、それぞれの療法についてこの3つのポイントの主観的な評価がどうであるかを表にして書き出してみることです。総合的に見てこの3つのバランスのよい方法を選ぶことが大切です。

表にすることで、たとえ個々の療法が偏っていたとしても、各々の方法で補い合いながら、総合的にバランスの取れた計画を立てることができますし、あなたが立てた計画のどこがバランスが悪いか確認でき、それを自分自身で修正することもできます（図17）。

また、それぞれの療法について自分がどう考えているのかが客観的に見えてくるはずです。どういう治療やセルフケアが自分に合っているのかわからずに迷っている人は、ぜひ一度この表をつくって検討してみていただきたいと思います（２２３頁参照）。

第2章

がん増殖のアクセルを離す体のセルフケア

がんが治るためには、まず「体のセルフケア」が必要です。体のセルフケアとは、食生活の改善などによってナトリウム・カリウムポンプを正常化し、がん細胞が増殖する「アクセル」の『負のスパイラル』を切ってあげることです。

その1

食事の基本は「玄米」「菜食」「減塩」

ナトリウムとカリウムのバランスを是正する食事

がんは生活習慣病です。なかでも、がんに最も関連しているのは食生活です。食事とがんに関する研究で最も有名なのが、世界的な疫学者であるイギリスのリチャード・ドール博士が、アメリカの国立衛生研究所の依頼で1981年に発表した疫学データです。

ドール博士によるがんの発生要因の割合の推計によると、がんの原因は食生活（食べ物）がトップで35％、以下タバコ30％、慢性炎症などと続きます。その他、アルコールや医薬品、食品添加物などを含めるとがんの原因の40～50％は口を経由する食品であり、喫煙も含め食の問題を見直すことでがんの6～7割は予防可能だということがこの調査で示されました（図18）。

一方、がん患者さんが好む食べ物にはいくつかの共通点のあることもわかっています。胃がん、乳がん、子宮がん、肺がんのいずれのがん患者さんも、肉や卵、牛乳、白米、白

がんの外的発生要因（ドール博士ら）　図18

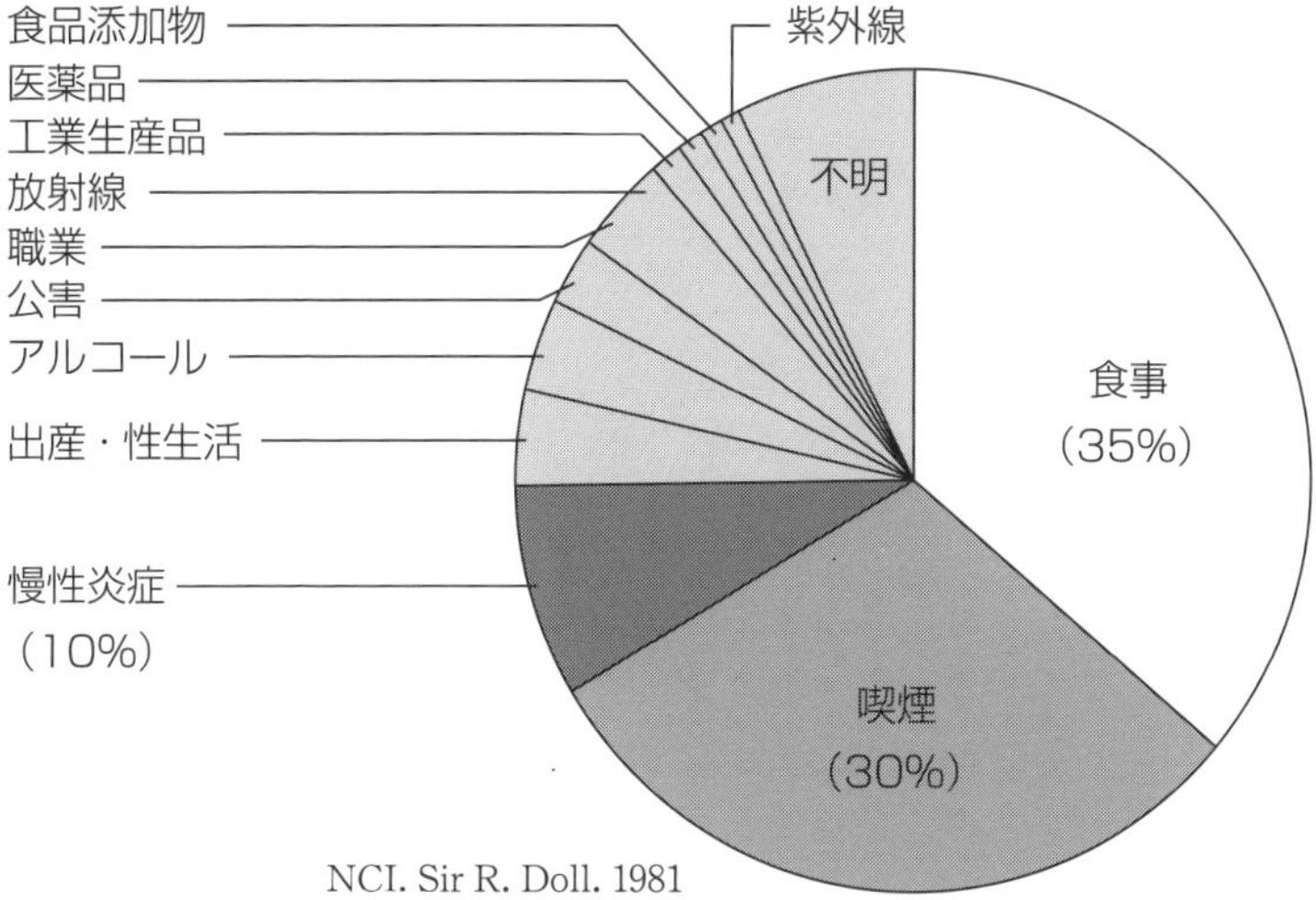

NCI. Sir R. Doll. 1981

がん患者が好む食べ物　図19

	胃がん（51例）	乳がん（34例）	子宮がん（14例）	肺がん（12例）
肉	83%	76%	86%	76%
卵	86	83	80	66
牛乳	80	70	63	66
白米	100	96	100	100
白砂糖	90	90	100	96
化学調味料	83	93	86	80

出典：「クスリをいっさい使わないで病気を治す本」
お茶の水クリニック院長　森下敬一著　三笠書房

砂糖、化学調味料を好む傾向があるようです。がん患者さんのほとんどが、肉食中心、野菜不足、塩分過多の食生活を続けてきた人たちです（図19）。

すでに述べたとおり、アメリカでは1977年のマクガバン・レポート以来、国を挙げての食事改善が進められ、がんによる死亡率低下に効果を上げてきました。その際、参考にされたのが昔からの伝統的な日本食でした。

なかでも最も理想的とされているのが元禄時代以前の食事です。肉を食べず、野菜が中心であり、主食が白米ではなく玄米や雑穀類だったというのがその理由です。

がんと闘うための食事の基本は、人によって細かな点は違いますが、野菜を中心とした植物性食品や玄米の摂取、動物性食品や脂肪、塩分の制限です。

がんの食事療法のバイブルといわれるのが「ゲルソン療法」です。ドイツ生まれの医師、マックス・ゲルソン博士が1930年代に確立した治療法で、動物性食品、脂肪、塩分を厳しく制限し、新鮮な野菜・果物の大量摂取をすすめています。とくに、1日2000～3000ミリリットルの野菜（にんじん中心）のしぼりたてジュースの摂取を重視しています。

ゲルソン療法の主な目的は、前述したナトリウム・カリウムポンプを正常化させ、細胞内外のミネラルバランスを整えて自然治癒力を高めることです。

無塩食でナトリウムを制限し、大量の野菜ジュースを中心とした菜食でカリウムを補うことにより、がんの増殖を止めることができます。

また、玄米や全粒粉に多く含まれるビタミンB群は、3大栄養素（炭水化物、脂肪、タンパク質）を燃やしてエネルギー（ATP）に変えるさまざまな酵素の触媒として働きます。ATPはナトリウム・カリウムポンプを正常に保つために必要不可欠です。

食事療法の効果は、がんのある器官に不足しているカリウムを補充し、同じ器官に蓄積しているナトリウムをできるだけ少なくすることにあります。

がんになりにくい体内環境をつくるには、細胞内でカリウムが優勢な状態をキープする

私のすすめる食養生　図20

①塩分（塩化ナトリウム）はできる限り制限。1日最大4.5gまで
②動物性たんぱく質と脂肪の制限（新鮮な背の青い魚の生食はOK）
③生の野菜・果物（発酵食品、すりおろした食品も含む）を1日400g以上摂取する
④野菜ジュースなら1～2リットル（有機野菜または非有機野菜＋植物ミネラルあるいはホールフードネクター）
⑤玄米、五穀米、全粒小麦
⑥おかずは無添加手づくり（ま・ご・わ・や・さ・し・い中心）
⑦豆乳ケフィアと菊いもを摂取する
⑧油は、オリーブ油・ヤシ油（加熱用）、アマニ油（非加熱用）
⑨進行・転移がんは、アポトーシス食品を試してみる

ことが大切です。

「玄米」「菜食」「減塩（または無塩）」は、ナトリウム・カリウムポンプを正常に動かし、細胞内外のナトリウムとカリウムのバランスを正常にし、「がんになりにくい体内環境」に保つための最善の食習慣です。

わたしのところに相談に来られる患者さんに、私が考えておすすめしている食養生を示しておきます（図20）。

「玄米」には抗がん成分が含まれている

近年、「玄米食でがんが消失した」という報告が相次いでいます。ＮＰＯ法人ガンの患者学研究所代表・川竹文夫氏によると、がんが治った１２４名のうち約８割は玄米菜食を実践していたそうです。

米や麦の胚芽部分には、ビタミンＢ群やビタミンＥ、酵素、抗酸化物質のリグナンや食物繊維などがん抑制に効果的な成分が豊富に含まれており、まさに栄養素の宝庫です。ところが、精製された白米（精白米）は、ビタミンやミネラルなどの栄養素がたくさんつまった米ぬかも胚芽部分もすべて取り除かれています。

つまり、精白米で取り除かれる米ぬかや胚芽に、抗がん作用のある物質が含まれているのです。たとえば、米ぬかの穀物繊維にたくさん含まれているイノシトール6リン酸（別名フィチン酸）は天然の抗がん物質といわれ、がん細胞の発生と増殖を抑えることがわかっています。

したがって、主食は白米ではなく、これらの栄養分を胚芽ごと食べる玄米か胚芽米に変えたいものです。

また、琉球大学名誉教授・伊藤悦男博士は30数年に及ぶ研究により、世界で初めて玄米の2種類の抗がん作用を人の細胞で実験して明らかにしました。免疫賦活作用とがん細胞アポトーシス誘導作用です。

免疫賦活作用については、玄米のぬかの部分に含まれるＲＢＡ（Rice Bran A）という物質が免疫細胞を刺激し、免疫力を向上させることが確認されました。ＲＢＡは多糖類の一種（αグルカン）です。きのこ類のβグルカンの抗がん作用はよく知られますが、αグルカンにはそれに勝るとも劣らない作用があるそうです。

また、前述したようにがん細胞は解糖系で糖質からエネルギーをつくって増殖します。そして、玄米の米ぬかに含まれるＲＢＦ（Rice Bran F：リポ蛋白）は、このがん細胞が生きていくために必要なエネルギーを熱に変換し、浪費させることでエネルギーを補給で

簡単！　玄米のおいしい炊き方　図21

①うるち米の玄米（無農薬）３カップともち米の玄米(無農薬)１カップを圧力鍋に入れきれいな水で研ぐ。

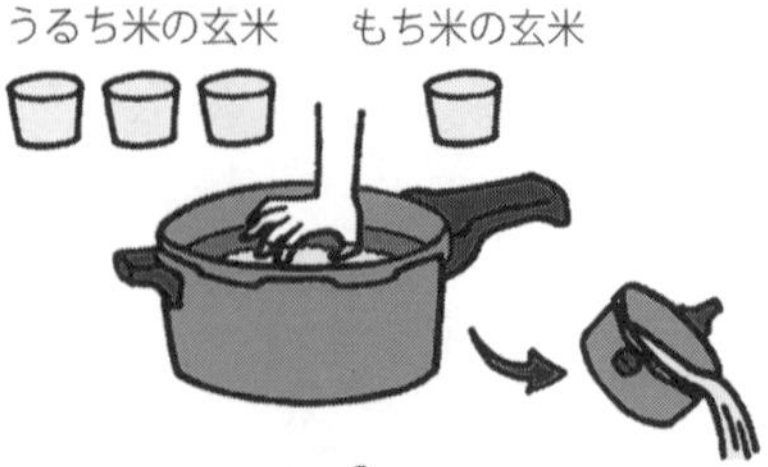

②雑穀米と黒米を大さじ各２杯、塩小さじ１杯、水５カップを入れてかきまぜる。

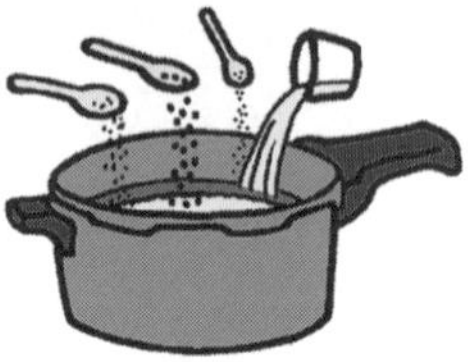

③そのまま室温で１２時間以上放置する。

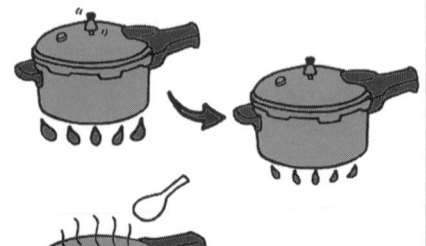

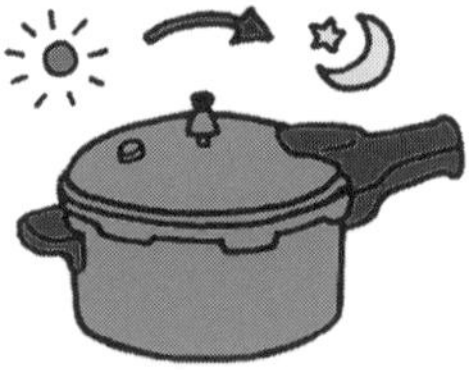

④強火にかけて重りが回りだしたら火を弱め、２０分加熱する。

⑤火を止めて１５分蒸らしてから炊飯器に移して保温する(上からラップをかぶせておくと５日間は保存可能)。

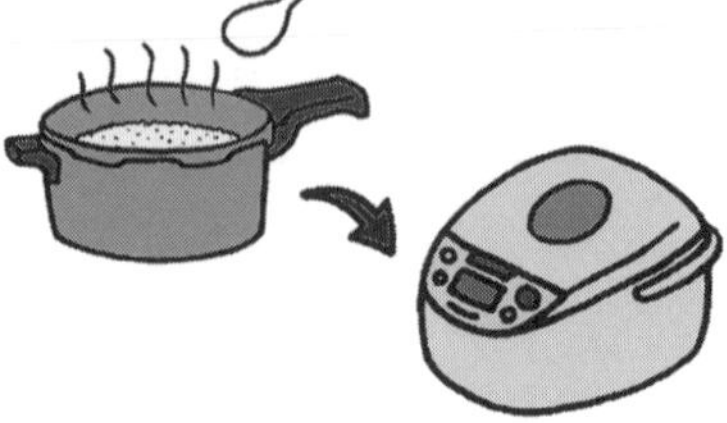

きなくする作用があります。

がん細胞を兵糧攻めにすることで、分裂・増殖ができなくなり、アポトーシスに導くのです。しかも、この作用は正常細胞には働かず、がん細胞だけをアポトーシスに追い込むそうです。

なお、抗がん効果を期待するのであれば、RBAとRBFは乾煎りしないと溶け出さないので、5～6分強火できつね色になるまで乾煎りしてから炊いてください。

簡単にできる玄米（もち米入り玄米）のおいしい炊き方を示しますので参考にしてください。普通の玄米はパサパサしておいしくないのですが、もち米入り玄米にするとおいしく食べられます（図21）。

基本は「ま・ご・わ・や・さ・し・い」

野菜・果物にはビタミン、ミネラル、酵素、ポリフェノールなどのファイトケミカル（植物に含まれ、抗がん作用などの薬理作用のある栄養素）が豊富に含まれています。

これらの成分には、がんの原因になる活性酸素（酸素が変質したもので、遺伝子に傷をつけて発がんを促す悪玉）を取り除く働きがあります。また、カリウムも豊富に含まれて

ま・ご・わ・や・さ・し・い　図22

「ま」──大豆、小豆などのまめ（豆類）、また豆腐、納豆、味噌などの大豆加工品です。タンパク質が豊富で、肉に比べ脂肪が少なく、ビタミンや食物線維も豊富です。大豆に含まれるイソフラボンという成分は、体内のホルモンバランスを回復させて前立腺がんや乳がんを抑制することがわかっています。

「ご」──ごま（木の実）です。天然のサプリメントとも呼ばれ、多くのタンパク質や食物繊維、ミネラルなどが豊富に含まれています。とくに、カルシウム、鉄分、ビタミンE、良質の植物性脂肪が豊富です。抗酸化作用が強く、がんの原因になる活性酸素を除去します。

「わ」──わかめ、昆布、ひじき、海苔などの海草類。カルシウム、マグネシウム、鉄、ヨウ素、亜鉛などミネラルが豊富に含まれています。また、もずくやめかぶ、わかめなどのヌルヌル成分には「フコイダン」という抗がん成分が含まれています。

「や」──野菜と果物。体の細胞の中の脂質が酸化されると、がんになりやすくなりますが、とくに、かぼちゃ、ブロッコリー、春菊、ほうれんそう、トマトなど緑黄色野菜に多く含まれるビタミンA、C、E、βカロテンはこの酸化を予防する働きがあり、「抗酸化ビタミン」と呼ばれています。また、にんじんに多く含まれているβカロテンは、抗酸化作用だけでなく、分裂増殖する性質から本来の細胞の働きへもどす作用（分化促進作用）を持っています。

「さ」──魚。青魚（アジ、イワシ、サンマ、サバなど）に多く含まれるＥＰＡ（エイコサペンタエン酸）、ＤＨＡ（ドコサヘキサエン酸）は良質な脂肪酸で、細胞を活性化させて衰えを防ぐ働きがあります。とくに大きな魚よりも、新鮮な青魚をさしみやマリネにして生で食べることをおすすめします。

「し」──しいたけなどのきのこ類です。ビタミンや食物繊維が豊富。野菜には少ないビタミンDをたくさん摂れ、βグルカンなどの抗がん成分なども注目されています。

「い」──いも（芋類）には、でんぷん、食物繊維、ビタミン、ミネラルが豊富に含まれています。じゃがいも、さつまいも、里芋、山芋などそれぞれ優れた成分が含まれています。とくに、山芋は、消化がよく、ビタミンやミネラルも豊富で、漢方では薬用野菜として知られています。すりおろしたり、短冊型に切って生でたくさん摂りましょう。

いるので体のミネラルバランスを整えてくれます。

基本になるのは「ま・ご・わ・や・さ・し・い」です。ご存知の方も多いと思いますが、これは食品研究家で医学博士の吉村裕之氏が提唱しているバランスのよい食事の覚え方です。昔ながらの日本の伝統食にあるおなじみの食材ばかりで、それぞれに高い効果がありま す。この組み合わせで食事をすると、必須栄養素がバランスよく摂取できます（図22）。

大量の野菜ジュースを毎日摂取する

野菜・果物はできる限り新鮮なものを生のまま摂って、酵素をたっぷりと補給することが必要です。生のまま摂る必要がある理由は、熱を加えてしまうと、体の代謝を司る酵素やビタミン、ミネラルなどの成分が失われてしまうからです。生の野菜や果物を大量に摂取するにはジュースで摂るのがおすすめです。

野菜ジュースの大量摂取を柱にしている食事療法がゲルソン療法です。ゲルソン療法は、がんを全身の栄養障害、代謝障害、とくにビタミン・ミネラルの欠乏症と考え、自然治癒力を高めることを目的とした厳格な食事療法を行います。

その基本は、完全菜食主義（少なくとも治療開始当初の数カ月間、動物性食品は一切摂らない）や、にんじんジュースなど大量の野菜・果物ジュースの摂取、厳格な無塩食などです。

とくに、にんじん、レモン、りんご、季節の青菜など大量・多種類の生野菜ジュースを1日2000〜3000ミリリットル飲むことを推奨しています。野菜には抗がん作用のあるさまざまな成分が含まれていることがわかっています。その代表的なものが、にんじんに含まれるβカロテンやαカロテンです。

ゲルソン療法はその厳格さにおいても有名です。食べてよいものと食べてはいけないものの区別など多くの制限があり、正式な方法どおりに実行するのは至難の業です。しかし、基本的なところを取り入れて継続して実践するだけでも大きな効果が得られます。

たとえば野菜ジュースであれば毎日最低1000ミリリットルの摂取を継続していけば効果が期待できるでしょう。

理想はしぼりたてのジュースですが、ちょっと面倒だという方は市販のにんじんをベースにした野菜・果物ジュース（無添加・無塩のもの）でも代用できます。ただし、市販のジュースは加熱しているので、熱によりビタミンCや酵素が失活しています。

また、有機野菜でないと微量ミネラルも不足しています。そこで、より簡便な方法として、市販の野菜ジュースにホールフードネクターを加えることを試してみてください。有機野菜の生ジュースと同等の栄養を補給することができます（95頁図27）。

減塩しょうゆなどを使って塩分摂取を控える

塩分の摂取とがんには密接な関係があります。

とくに、胃がんの最も大きな原因は塩分の過剰摂取です。しかし、塩分の過剰摂取のリスクは胃がんだけにはとどまりません。

現在、日本人の食塩摂取量は男性が1日平均11・9グラム、女性は10・1グラムです。これは世界的に見ても相当に多い量です。ヨーロッパでは5〜6グラム、塩分摂取の多いといわれるアメリカでさえ8〜10グラムです。

塩分の適量として、厚生労働省では男性1日9・0グラム、女性7・5グラム未満を目標に掲げています。また、世界がん研究基金の「10項目のがん予防指針」では、食塩の摂取は1日6グラム以下としています。

しかし本来、私たちにとって必要な塩分量は1日1〜2グラム程度です。やはり塩分はできるだけ控えたほうが無難です。

塩分は最大でも1日4・5g（1食1・5g）までに抑えたいものです。調味料以外の野菜や肉などの素材だけで1食約0・5gの塩分が入っているので、残り1食1g未満になるように制限してください。目安として調味料の小さじ1杯当たりの食塩量を記しますので、参考にしてください（図23）。

調理の際に塩分を減らす一つの方法としてわたしがおすすめしているのは、通常のしょうゆの約8分の1に減塩した保存料や着色料、化学調味料も一切入っていない減塩しょうゆを使うことです。

高血圧のためのレシピ本（食塩量を1日6g制限のレシピ）を購入し、減塩しょうゆ、だし、レモン、酢、香辛料などをうまく使って1日4・5gにするとよいでしょう。

自分で調理できない方でしたら、塩分制限メディカルフードサービスなど宅配の塩分制

調味料を使って減塩するための目安　図23

	小さじ1杯（5cc）に含まれる塩分量	塩分摂取量を1gに抑えたい時に使ってよい量
塩	6g	小さじ約0.2杯
鶏ガラスープの素	1.3g	小さじ約0.8杯
醤油	0.9g	小さじ約1.1杯
味噌	0.7g	小さじ約1.4杯
減塩醤油	0.5g	小さじ2杯
ウスターソース	0.5g	小さじ2杯
めんつゆ	0.5g	小さじ2杯
減塩味噌	0.3g	小さじ約3.3杯
中濃ソース	0.3g	小さじ約3.3杯
ケチャップ	0.2g	小さじ5杯
マヨネーズ	0.1g	小さじ10杯
1/8減塩醤油	0.1g	小さじ10杯

限食があるので利用してみてはいかがでしょうか。これは、高血圧、心臓病などで医師から1日の塩分を制限されている人のための宅配食ですが、がんの患者さんにも適しています。

その2　ミネラルを大切にする

ミネラルの果たす役割

ゲルソン博士が指摘したように、がんは全身の栄養障害、代謝障害です。栄養・代謝が悪ければ病気になるのは当然で、代謝時のトラブルによって細胞に傷がつくことでがん細胞が発生すると考えられています。がんはエネルギー不足であり、代謝がうまくいかないことが原因の一つです。

代謝作用を円滑に行うために必要なのがビタミン、ミネラルです。ビタミン、ミネラルの欠乏ががんを引き起こします。

ミネラルはビタミンの働きを助け、体液量や酸・アルカリ度、筋肉や神経の働きを調節するとともに、酵素などの材料として代謝活動でとても重要な役割を担っています。私たちが生命活動を維持するための核となる物質、それがミネラルなのです。

３大栄養素である糖質、脂質、タンパク質は製品をつくるための「原料」になります。これらの原料がさまざまな機械を経て、「中間製品」、「最終製品」になります。最終製品というのは、体をつくるパーツやホルモン、エネルギーなど私たちの生命活動に必要な物質です。

このときの「機械」に相当するのが「代謝酵素」です。原料と機械があるだけでは工場は動きません。機械を動かす工員が必要になります。

それに当たるのが微量栄養素と呼ばれるビタミンやミネラルであり、機械を動かすエネルギーになるのがＡＴＰだと考えられます。酵素が働くためには微量で多種類のミネラルを必要とします。

がんになる原因の一つは、工員（ビタミン、ミネラル）が足りないことであり、もう１つはエネルギー（ＡＴＰ）不足です。10の原料を10人の工員で製品にする場合、工員が２人休んでいたら8の製品しかできません。もちろん、機械そのものの数や機械を動かすエネルギーが足りなければやはり10の製品はできません。

つまり、ビタミンとミネラルの不足による代謝機能の低下やエネルギー不足ががんを招くのです。

現代の野菜はミネラル不足

ミネラルは単体では有効な働きをすることができません。60種類以上のミネラルをバランスよく摂取することではじめて身体機能は正常に働きます。

「マクガバン・レポート」で理想的といわれた元禄時代の食事や戦前に私たちが普通に食べていた食事で、「ま・ご・わ・や・さ・し・い」の食材をきちんと摂れており、この60種類のミネラルを過不足なく補給することができていました。

ところが、１９５０年代と比べると野菜や果物に含まれるミネラル量は大きく減少してしまっています。現在の土壌は疲弊しており、ミネラルが微生物によって分解できないので、いまの野菜はミネラル、とくに微量ミネラルが不足しているのです（図24）。

人間にミネラルを供給してくれる植物は、土からその栄養分を吸収します。土にはもともと微量ミネラルがたっぷり含まれていますが、サイズが大きいために（金属ミネラル）根から吸収されません。

微生物が住んでいる土壌では、微生物によってミネラルが小さいサイズになり（キレー

今の野菜には特にミネラルが不足している　図24

野菜	成分	1950年	2000年	割合
ホウレンソウ（mg/100g）	ビタミンC	150	35	約1/4
	鉄分	13	2	約1/6
にんじん（mg/100g）	ビタミンC	10	4	約1/3
	鉄分	2	0.2	約1/10
トマト（mg/100g）	リン	52	26	約1/2
	鉄分	5	0.2	約1/25

「日本食品成分表」より

農地はすでに農薬と化学肥料によって荒廃し、土壌中の大切なミネラルがみな流出してしまっており、作物中にミネラルはほとんど含まれていない！！

ト化やコロイド化）根から吸収されるのです。したがって農薬を使っていなかった昔の野菜には微量ミネラルがたっぷり含まれていました。

ところが、農薬や化学肥料などの化学物質により土壌が汚染され、微生物が減ってしまったために土壌に含まれるサイズの小さいミネラルはほとんどありません。

また、排泄物が肥料（堆肥）として使われず下水に流されるようになり、植物→人間→堆肥→土壌という本来のミネラルサイクルが失われて土壌へのミネラル還元がなくなってしまったこともミネラル不足の大きな原因になっています。

つまり、野菜・果物から必要十分なミネラルを摂取するのはきわめて難しくなってきています。いまでは、昔と同じ量の野菜を食べたとしても、栄養素は10分の1しかないともいわれています。いくら新鮮な野菜を食べても必要な栄養分は摂れていない可能性があります。

さらに、ハウス栽培の問題もあります。季節に関係なく野菜を育てることのできるハウス栽培では、露地栽培の野菜よりもビタミン・ミネラルは少なくなってしまいます。ビニールハウスで促成栽培される野菜は、栽培期間が短いため、太陽や土壌から養分を蓄えることができません。

しかも、ハウス栽培など短期間に施設内で促成栽培された野菜などは、自然なサイクルで栽培される野菜と比べて光合成が不足しているため、高濃度の硝酸塩を含有しています。硝酸塩は発がん性の高い物質として知られます。

こうしたミネラル不足で危険な野菜を補うには、別のもので代用することも考えなければなりません。

ミネラル・サプリメントを利用する

「すべての病気、病因、疾患はミネラルの不足である」――これは世界でただひとりノーベル賞を2度受賞した科学者ライナス・ポーリング博士の言葉です。

日本人の食生活の変化がミネラル不足に拍車をかけています。食べやすい加工食品や精製された食品が増え、主食がミネラルたっぷりの玄米から白米に変わり、加工食品やファストフードなどによりミネラル含有量の少ない食品が私たちの食卓を占めています。

そこで、がんと闘うためには、食生活を改善するとともに、ミネラルをサプリメントで摂ることも選択肢の一つになります。

ミネラル・サプリメントは大きく3つのタイプに分けられます。

(1) 鉱物質由来のミネラル（金属ミネラル）

主に、カキの殻、炭酸カルシウム、石灰岩、粘土、海水の塩などです。ミネラル粒子のサイズは1ミクロン程度で、人体への吸収率はわずか5～12%です。

(2) キレートミネラル

キレートは挟み込むという意味で、鉱物質由来のミネラルにアミノ酸やクエン酸を結合させて吸収率を40～60%に上げたものをキレートミネラルといいます。アメリカのミネラルを含むサプリメントは大抵このキレート加工が施されています。ホールフードネクターにも十数種類のキレートミネラルが含まれています。

(3) 古代植物ミネラル（植物性コロイドミネラル）

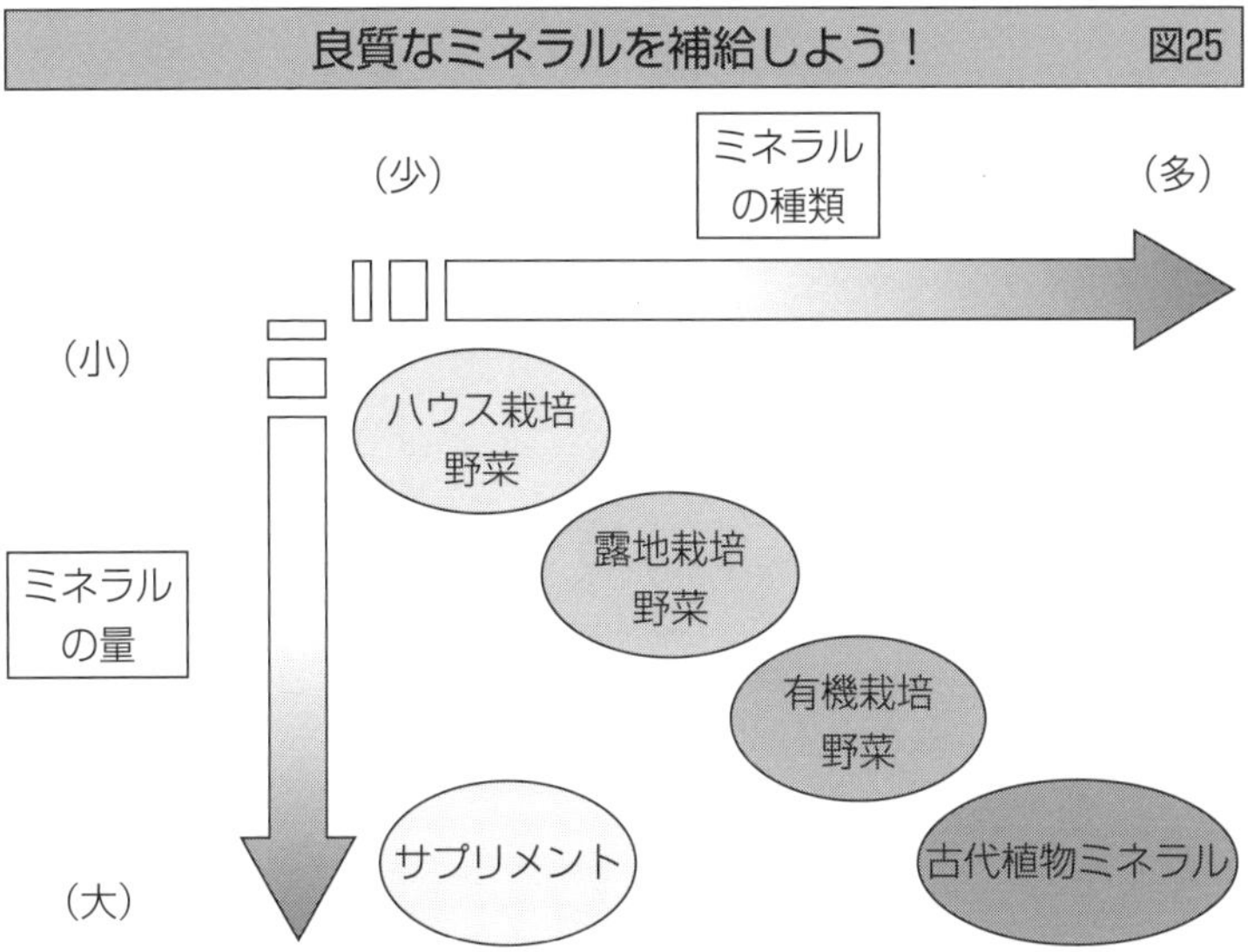

約1億年前の古代植物の堆積層から湧き出た水を利用した飲料水で、70種類以上の天然ミネラルがバランスよく含まれています。サイズは0・001ミクロンで赤血球の約7000分の1です。水溶性で吸収率は98％と高く、体に全く害を及ぼさない植物性のミネラルです。

日本で市販されているミネラル・サプリメントはほとんどが鉱物質由来のミネラルです。一方、アメリカではキレートミネラルや植物質由来のミネラルがほとんどで、がんのセルフケアとして飲用するにはこちらのタイプをおすすめします（図25）。

その3

酵素を大切にする

酵素のない食事を食べている現代人

すでにお話したように私たちの体の中の工場で原料（3大栄養素）から最終製品をつくるための機械の役割をしているのが「酵素（エンザイム）」です。

ところが現代では、生の食品を摂らなくなり、大部分を酵素の入っていない、加熱・加工した食品で賄っているのが現状です。

酵素には約4000種類という多くの種類がありますが、一つの酵素は一つの働きだけをします。一生の間につくられる酵素の量は遺伝子に組み込まれており、決まっていることがわかっています。

私たちの食生活をチェックしてみましょう。ほとんどが焼いたり煮たり揚げたりと加熱して調理したものを食べていませんか？　熱を加えた食べ物は酵素が壊れてなくなっています。コンビニエンスストアやファミリーレストランで食べている加工食品などにももちろん酵素はありません。

その他、酵素はタバコやお酒、スナック菓子、食品添加物、薬、ストレスなどによっても減っていくと考えられています。また、不規則な生活も酵素を減らす原因になります。

野生動物が病気になりにくいのは、生の物しか食べないからだといわれています。食物の酵素を壊さずに食べているので、消化酵素を無駄遣いしないため病気になりにくいのです。

消化酵素の浪費で代謝酵素が不足する

酵素は大きく2つに分けることができます。「消化酵素」と「代謝酵素」です。消化酵素は消化のための酵素で、食べた物を消化分解し、吸収するための酵素です。

これに対して、最近よく知られるようになったのは、一生につくられる酵素の総量が決まっているのと同じように、1日につくられる酵素量も決まっているということです。

消化酵素も代謝酵素も同じ潜在酵素をもとにつくられます。したがって、消化酵素のほうに多くの潜在酵素が使われてしまうと代謝酵素が足りなくなってしまいます。

つまり、肉や脂肪を多く摂る食事では、消化酵素を浪費してしまい潜在酵素が足りなくなって代謝酵素が十分に確保できなくなってしまうのです。

したがって、がんと闘うためには、肉、脂肪をできるだけ控えるとともに酵素のある食べ物をたくさん食べることにより、消化酵素をなるべく節約し、代謝に回る酵素をたくさん残しておくことが必要になります。

発酵食品やおろし食品を利用して酵素を摂り入れよう

がんや慢性病に対する断食療法で知られる故甲田光雄博士の生菜食療法で採り入れているのが、大根、にんじん、やまいも、きゅうり、セロリなどをおろして食べるという方法です。

生野菜や生の果物には酵素がたくさん含まれていますが、野菜や果物をそのまま食べても細胞の外側の酵素だけしか体内に吸収されず、細胞の中の酵素はそのまま排出されてしまうことが多いそうです。しかし、野菜や果物をすりおろすことによって、細胞内にある酵素が外に出てきて活性化します。そのため、そのまま食べるときの約3倍の酵素量を摂取できるそうです。そして、すりおろすことで消化もよくなるというメリットもあります。

なお、甲田療法では、朝は果物、昼と夜は生野菜という食生活をすすめています。

また、味噌、納豆、しょうゆ、漬物、酢、みりんなどの発酵食品にも酵素がたくさん入っています。これらは、麹という微生物の力を借りてつくられています。麹はデンプンやタンパク質を酵素の力で体によい成分を増やしたり、吸収しやすいように小さいサイズにまで分解し、健康維持に欠かせない健康成分をつくりだします。たとえば納豆には、微生物が大豆のタンパク質を分解するのでたくさんの酵素が入っています。

生きた酵素が入っているホールフードネクター

酵素がたくさん入っている生の野菜や果物を大量に摂るにはジューサーを使ってジュースにするのがいちばんです。生の野菜や果物には、近年、８つめの栄養素として注目されているファイトケミカルも豊富に含まれています（図26）。

最近の栄養学では、このファイトケミカルと酵素の重要性が強調されており、ポリフェノール、フラボノイド、カロテノイドなどのファイトケミカルも酵素と似た役割を果たします。ファイトケミカルにもがんの原因となる活性酸素を除去する「抗酸化」という働きがあります。

動物は寒ければ自分で移動できますし、有害物質を避けることもできます。しかし、植

ファイトケミカル色別早見表　（　　）内は成分一例　図26

赤系	トマト、イチゴ、梅干し、パプリカ、すいか、唐辛子、柿、ざくろ、さくらんぼ、金時にんじん、ピンクグレープフルーツ、ラズベリー （アスタキサチン　リコピン　カプサイシン）
橙系	かぼちゃ、オレンジ、柿、橙、にんじん、パパイヤ、あんず、みかん、マンゴー、キンカン、ほうれん草、ブロッコリー （プロビタミンA　ゼアキサンチン　βカロテン）
黄系	たまねぎ、レモン、メロン、胚芽パン、バナナ、ウコン、玄米、アボカド、とうもろこし、パイナップル、グレープフルーツ、アーモンド （βクリプトキサンチン　フラボノイド　ルテイン）
緑系	ピーマン、パセリ、小松菜、レタス、キウイ、オクラ、しそ、青ネギ、春菊、緑茶、インゲン、ニラ、枝豆、ブロッコリー、ほうれん草、モロヘイヤ、アスパラガス （クロロフィル　インドール　スルフォラファン）
紫系	ブドウ、ナス、黒豆、プルーン、トレビス、赤しそ、ビーツ、カシス、レッドキャベツ、サツマイモ、ブルーベリー、ルバーブ（赤） （ポリフェノール　アントシアニン　フラボノイド）
黒系	黒豆、そば、小豆、ヒジキ、ごぼう、緑茶、紅茶、わかめ、こんにゃく、しらたき、黒こしょう （メラノイジン　フコイダン　カテキン）
茶系	雑穀（あわ、きび、ひえなど）、そば、ごぼう、キノコ類、ナッツ類、コーヒー （フェノール　クロロゲン酸　βグルカン）
白系	ニンニク、わさび、れんこん、キノコ、玉ねぎ、大根、長ネギ、ゴマ、たけのこ、山芋、里芋、大豆、キャベツ、しょうが、ジャガイモ、カリフラワー （イソチオシアネート　アリシン　硫化アリル）

にんじんベースの野菜ジュースの特徴　図27

	カリウム	βカロテン	ミネラル	酵素	抗酸化ファイトケミカル
有機野菜ジュース（自家しぼり500ml）	○	◎	◎	◎	△
促成野菜ジュース（自家しぼり1000ml）	◎	◎	△	◎	△
野菜ジュース（加工品1000ml）＋ホールフードネクター（60ml）	◎＋○	◎＋△	△＋◎	×＋○	△＋◎

物は移動できないので、その場で病害虫や有害物質、紫外線などから身を守って子孫を残さなければなりません。そのため、自分の生体を守るために３０００種類以上の生理活性物質を自らつくっています。

それがファイトケミカルです。人間などの動物はファイトケミカルを体内で合成することはできません。ファイトケミカルは、野菜の皮や果物では果肉よりも実や種に最も多く含まれています。これは子孫を残すために、一番大切な実や種を守る必要があるからです。ファイトケミカルをたくさん摂るには、皮ごとすりおろして食べるのが理想です。

市販のにんじんや果物などのジュースは美味しいところだけを抽出しているのでファイトケミカルがあまり含まれていません。また、殺菌のため加熱処理されているので、大切な酵素が失活しており役に立ちません。

最近注目されているのが、たくさんの果物や野菜を皮などがついたまま丸ごとネクターにしたサプリメント（ホールフードネクター）です。ファイトケミカルや生きた酵素がそのまま含まれており、活性酸素を除去する抗酸化パワーの高い栄養素として多くの研究者などに支持されています。

ホールフードネクターと市販の野菜ジュースを組み合わせることで、しぼりたての野菜ジュースと同等の栄養素を摂取できるのでお試しください（図27）。

その4

加工食品・合成添加物は避ける

1年に8キロもの合成化合物が体内に

私たちは知らず知らずのうちに、1年間に8キロもの合成化合物（有害化学物質）を体内に摂取していることをご存じですか？

これは10ポンドのボーリング球約2個分の量になります。合成化合物は、食品添加物や薬品、農薬、繊維や樹脂などに用いられており、その数は実に８００種類にも及びます。そして、この中には明らかに発がん性のある物質がたくさんあります。

合成化合物の中で最も多いのが食品添加物（合成食品添加物）です。食品添加物とは、食品の製造や加工、保存、あるいは風味や色づけなどの目的で、食品に加えるものをいいます。

食品添加物の国内での生産量から推測すると、平均的な日本人が１日に摂取している合成食品添加物は約11グラムです。これを積み重ねると1年間では約４キロになります。

そして、日本で認可されている合成された食品添加物の数は約３５０種類にもなります。この数はアメリカでは１３３種類、フランス

食品添加物がいかに危険か！　図28

■動物実験で発がんが確認されたもの
　BHA（酸化防止剤）、アスパルテーム（甘味料）、サッカリン（甘味料）、OPP・TBZ・DP（防カビ剤）など
■遺伝毒性（生殖体遺伝）が確認されたもの
　デヒドロ酢酸塩・安息香酸（合成保存剤）、BHT（酸化防止剤）、コチニール（着色料）など
■発がん性のため外国では使用が禁止されている着色料
　青色1、2、緑色3、赤色3、104、105、106号
これらは日本では使用されています。
※複数の食品添加物の組み合わせによる相乗毒性（複合毒性）で発がん物質ができる場合もあります。ソルビン酸（合成保存料）＋亜硝酸塩（発色剤）、二級アミン（魚由来）＋亜硝酸塩（発色剤）などです。

安全食品連絡会編著『安全な食べものたしかな暮らし』三一新書より

64種類、ドイツ32種類、イギリス21種類と、先進国の中で日本が最も多くなっています。毒性が強く海外では規制されているものでも、日本では使用できるものも多く、日本は合成添加物の規制がきわめて甘いのが現状です。

身近にある食品添加物がいかに危険か、図28を見てください。

化学物質の組み合わせによる複合毒性については十分に調査されておらず、一つの食品添加物の安全性が確認されていても、組み合わせによってどういう毒性が現われるかについてはよくわかっていません。

なお、亜硝酸塩は促成栽培の野菜（葉物）にも大量に蓄積しています。

食品添加物の解毒・分解の過程で活性酸素が発生

また、食品添加物は体内に吸収された後に肝臓や腎臓で解毒・分解されます。しかし、食品添加物の多くは肝臓や腎臓にそれを分解できる酵素がないために、そのまま蓄積されることになります。

肝臓や腎臓はなんとかして食品添加物を解毒しようとしますが、その作業の過程で「活性酸素」が発生してしまうのです。前述したように、活性酸素は正常な遺伝子を傷つけてがん細胞を発生・増殖させる原因になります。

したがって活性酸素を発生する合成添加物が含まれる食品を避けるとともに抗酸化作用の物質を含む食品を摂ることでその悪影響を最小限に抑える必要があります。

活性酸素を除去するデトックス食材としておすすめしたいのは、ニンニク（とくに発酵黒ニンニク）、玄米（とくに発酵玄米）、ホールフードネクターなどです。

ニンニクや玄米は発酵させることで抗酸化力が強くなります。ニンニクを熟成させると、ポリフェノール類の含有量が増え、生ニンニクにはないS－アリルシステインというアミノ酸がつくられるため抗酸化力が上昇するのです。また、玄米を発酵させると、セレニウム、システイン、ビタミンB２などの抗酸化物質が増えます。

１９９０年にアメリカ国立がん研究所を中心にスタートしたデザイナーズフード・プロジェクトでも、ニンニクは「がん予防に効果がある食材」の第１位に挙げられています。

アメリカと中国の共同疫学調査では、ニンニク１日１かけの常食で胃がんの発生が半分になることを報告しています。ニンニクに含まれるガルリシン、セレン、アリシン、テルペンといった成分が免疫力を高めて、がん予防に働くと考えられています。

食品表示のラベルをチェックする癖をつけよう

食品添加物を避けるには、加工食品や外食をなるべく控えて、食事は家で調理したものを食べるということが基本です。しかし、それでも完全に食品添加物を避けることはできません。

そこで、食品や調味料などを買うときは、お総菜や加工品の裏側に張ってある食品表示のラベルを見て危険な食品添加物が含まれていないかをチェックする習慣をつけることをおすすめします。

まず、使用されている食品添加物を調べます。食品表示のラベルには、食品衛生法、JAS法などにより決められたルールが存在します。食品添加物を使っていれば必ず表示しなければなりません。そして、食品表示というのは含有重量の多い成分から順に表記されていることも覚えておきましょう（図29）。

その場合、「台所にない表示」が多いものは買わないようにしましょう。つまり、見慣れない食品添加物やカタカナ表示の成分が多く含まれているものは買わないほうが無難だということです。

裏面表示例――全て豆乳飲料　図29

⑴成分無調整を選ぶ
⑵国産大豆（遺伝子操作をしていない）を選ぶ
⑶添加物が含まれていないものを選ぶ
◎大手食品メーカー
大豆（生産地不記載）、水あめ、砂糖、やし油、海藻エキス、食塩、トマトエキス、乳酸カルシウム、炭酸カルシウム、香料、乳化剤、安定剤（カラギナン）、PH 調整剤、酸化防止剤（ビタミンE）、甘味料（アセスルファムK、スクラロース）、ビタミンD
◎大手飲料メーカー
大豆固形分７％
大豆（カナダ産　遺伝子組換でない）、砂糖、米油、天日塩、乳酸カルシウム、乳化剤、糊料（カラギナン）、香料
◎飲料メーカー
大豆固形分 10％以上
大豆（国産　遺伝子組換でない）

食品添加物とうまく付き合うための５カ条　図30

１、裏の表示を見る癖をつける

「台所にない表示」が多いものは買わない。

アスパルテーム、サッカリンナトリウム、亜硫酸ナトリウム、次亜塩素酸ナトリウム、過酸化水素、オルトフェニルフェノール、安息香酸、ＢＨＡ、ＢＨＴ、ジフェニール、シリコーン樹脂は避ける。

２、加工度の低いものを選ぶ

３、１週間のスパンでバランスを取る

４、安い特売品に気をつける

５、「手料理の日」を設ける

「～風」と書いてある調味料には、気をつける。

とくに、アスパルテーム、サッカリンナトリウム、亜硝酸ナトリウム、次亜塩素酸ナトリウム、過酸化水素、オルトフェニルフェノール、安息香酸、ＢＨＡ、ＢＨＴ、ジフェニール、シリコーン樹脂といった食品添加物が含まれている食品は避けるべきです。

食品添加物とうまくつきあうための5カ条を示しますので参考にしてください（図30）。

また、気をつけなければならないのは食品添加物としてグルタミン酸ナトリウム塩が多用されている食品です。インスタント食品や加工食品に多く、塩分が非常に多く含まれています。

減塩の重要性について述べましたが、いくら食事の塩分を減らしても食品添加物で知らず知らずのうちに過剰摂取してしまう可能性があるので注意が必要です。

環境汚染や農薬、食品添加物など私たちの身の回りには少なからず「有害ミネラル」というものが存在します。

有害ミネラルは有害重金属ともいわれ、体内に過剰に蓄積されると人体に害を及ぼすミネラルのことです。

私たちは多かれ少なかれこうした有害ミネラルをいつのまにか体内に摂り込んでしまっています。

その5

よい油と悪い油を見分ける

動物性油脂、トランス脂肪酸、お店に並ぶ植物油は避ける

数年前、ある食用油（商品名エコナ）に発がん性があるということで問題になり、商品を販売自粛するという出来事がありました。がんを防ぐには食用油にも気をつかう必要があります。動物性脂肪ががんに悪いことはすでに述べました。牛肉、豚肉、羊肉など四足動物の肉は代謝が不完全だと体にとって悪影響を与えます。

とくに、牛や豚などの肉類や乳製品に多く含まれている脂肪は「飽和脂肪酸」といって構造的には酸化しにくいのですが、「人間の体に入ると血液がドロドロになる」、「消化されにくく、消化酵素をたくさん使ってしまう」、「腸内で悪玉菌の増殖を促しがんの原因になる」などの欠点があります。

飽和脂肪酸はバターやラードなどにも多く含まれています。これらの食物はなるべく摂らないように心がけることが大切です。

現在、最も問題になっている油は「トランス脂肪酸」というものです。トランス脂肪酸は、主に食用油の生成過程で発生する悪玉の脂肪で、「狂った脂肪酸」ともいわれます。

かつてバターがコレステロールを上昇させると問題視されました。そのため、液体の植物性油脂（不飽和脂肪酸）に高温・高圧下で水素を加えて飽和脂肪酸に変換した固体のマーガリンやショートニング（味のついていないマーガリンで、バターの代わりにお菓子づくりに使われたり、ラードの代わりに揚げ物に使われる）が開発されました。

トランス脂肪酸はその製造過程で発生するのです。自然界には存在しない合成された油で、細胞膜に入り込むと機能を大きく障害します。

マーガリンは植物性だからヘルシーだと思っていませんか？　それは大きな間違いです。マーガリンに含まれているトランス脂肪酸は私たちの体にとって有毒なのです。

トランス脂肪酸を摂ると、悪玉コレステロールを増やして心疾患のリスクを高めます。また、免疫機能を低下させるのでがんのリスクが高まります。

実際に疫学調査で、心筋梗塞、糖尿病、認知症の頻度が上がることが明らかになり、また、がん、肥満、ＡＤＨＤ（注意欠陥・多動性障害）、情緒不安、うつ、学習障害などを引き起こすといわれています。

なお、世界保健機関（ＷＨＯ）と国連食糧農業機関（ＦＡＯ）はトランス脂肪酸の摂取量を1日に摂る総カロリーの1％未満に抑えるよう勧告しています。

そのため近年、世界各国でトランス脂肪酸の削減・追放・含有量の表示義務化などの運動が進められています。

ところが、こうしたトランス脂肪酸の害について日本ではほとんど認知されておらず、ほぼ野放し状態です。現在、私たちのまわりにはトランス脂肪酸があふれています。最もよく知られるのがマーガリンとショートニングで、これらはスナック菓子、ケーキ、クッキー、食パン、フライドポテトなどの加工食品に含まれています。

また、ファストフード店のメニューには軒並みトランス脂肪酸が入っていると考えたほうがいいでしょう。

アマニ油を毎日大さじ1〜2杯飲む

あなたは、植物性の油は動物性の油よりも健康によいと信じていませんか？　私たち日本人はこれまで食用油の摂り方を根本的に間違えてきました。

マーガリンをはじめスーパーなどで広く市販されている植物油の原料は「リノール酸」（リノール油）が圧倒的に多くなっています。サフラワー（紅花油）、ひまわり油、コーン

炎症・血栓・アレルギーを予防するアマニ油　図31

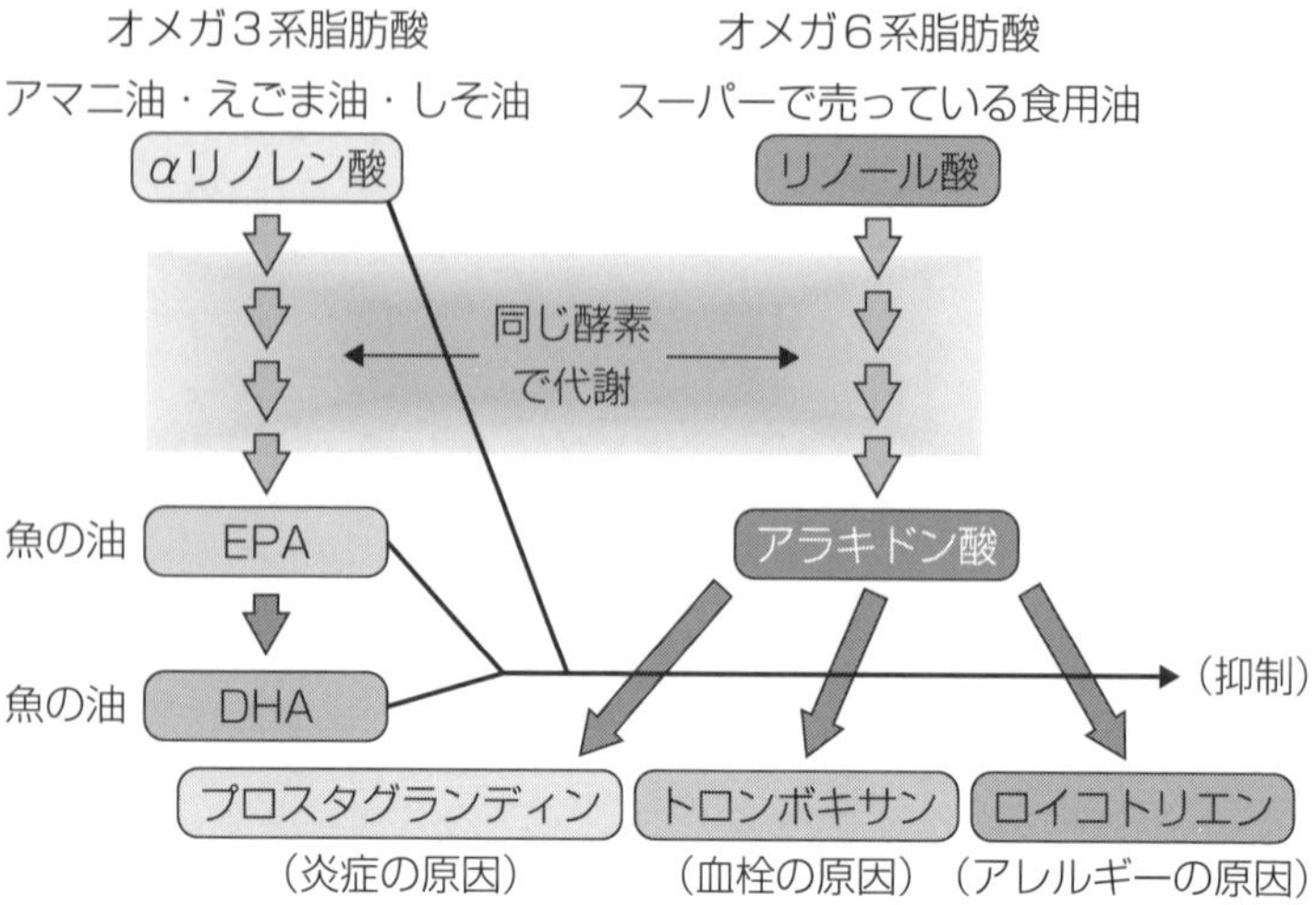

油、綿実油などもすべてリノール酸です。リノール酸は「n－6（オメガ6）系脂肪酸」と呼ばれます。リノール酸は体内で血中コレステロールを下げる働きがあります。そのため、70年代から「バターよりマーガリン」が常識になりました。

しかし近年、リノール酸は免疫力を低下させてがんを促進させるとともに、血管を収縮させたり血液をドロドロにするなど生活習慣病の原因にもなることが明らかになりました。

これに対して、魚の油に多く含まれるDHA・EPAやアマニ油（フラックスオイル）、えごま油、しそ油などの「αリノレン酸」は「n－3（オメガ3）系脂肪酸」というグループに属します。αリノレン酸はリノール酸とは逆に、がん細胞を変化させて増殖を抑える働きのあることや、血管を広げ血液をサラサラにする働きにより脳梗塞や心臓病など血管病のリスクを減らすことが明らかになっています。なお、αリノレン酸は体内でEPAやDHAに変換されます（図31）。

リノール酸とαリノレン酸の関係も車のアクセルとブレーキの働きに似ています。リノール酸は一定程度必要であるものの過剰摂取はがんの発生を助長し、αリノレン酸はがんの発生を抑えるブレーキに役割を果たします。

トランス脂肪酸を減らすことはもちろん大切ですが、オメガ6とオメガ3を理想のバランスにすることも重要です。

前述したライナス・ポーリング博士が設立したアメリカのライナス・ポーリング科学医学研究所の動物実験では、リノール酸とαリノレン酸の発がん性を比較しており、リノール酸を与えたマウスのがん発症数がきわめて多いことを報告しています。

トランスジェニックマウスといって、遺伝子操作によってがんになりやすい体質を備えたネズミ500匹を5つのグループに分け、1年間それぞれの油を毎日飲ませた時にがんが発病したねずみの数に大きな違いが出ました（図32）。

オメガ3の食用油のがんに対する効果はがんの専門医にも認められています。がん末期患者は食べても食べても体重が減ってやせていきます。この病態を「悪液質」といいますが、最近、癌研有明病院緩和ケア科・向山雄人医師はその原因が「慢性炎症」にあることを突き止めました。

慢性炎症とは、体の中で常に「ボヤ」が出ているような状態です。それによってタンパク質が分解されて、筋肉が減ってしまうのです。しかし、必ずしも末期だけではなく、がん細胞が分泌する物質が炎症を誘発するため、がん自体が慢性炎症をベースに進行する病気であり、しかもがんの治療によっても炎症が起こります。

そして、同じ癌研有明病院消化器外科・比企直樹医師は、オメガ3のＥＰＡはこの慢性炎症を抑えることでがんを治療できると指摘しています。

オメガ6とオメガ3の理想の摂取バランス

食用油のがん発生率　図32

実験：マウスに1年間1種類の油を与えて飼育〈ライナス・ポーリング科学医学研究所〉

与えた油の種類		ネズミ100匹中がんの発症数
精製紅花油	リノール酸（オメガ6）	66匹
精製コーン油		60匹
ラード	飽和脂肪酸	32匹
魚油	αリノレン酸（オメガ3）	6匹
アマニ油		2匹

食用油は……
★バランス（オメガ3／オメガ6）がくずれると組織に炎症が起こりやすくなる。
★製品化（高温・高圧・ヘキサン抽出）の過程で過酸化物やトランス脂肪酸が混入する。

最新医学でも認められたオメガ3　図33

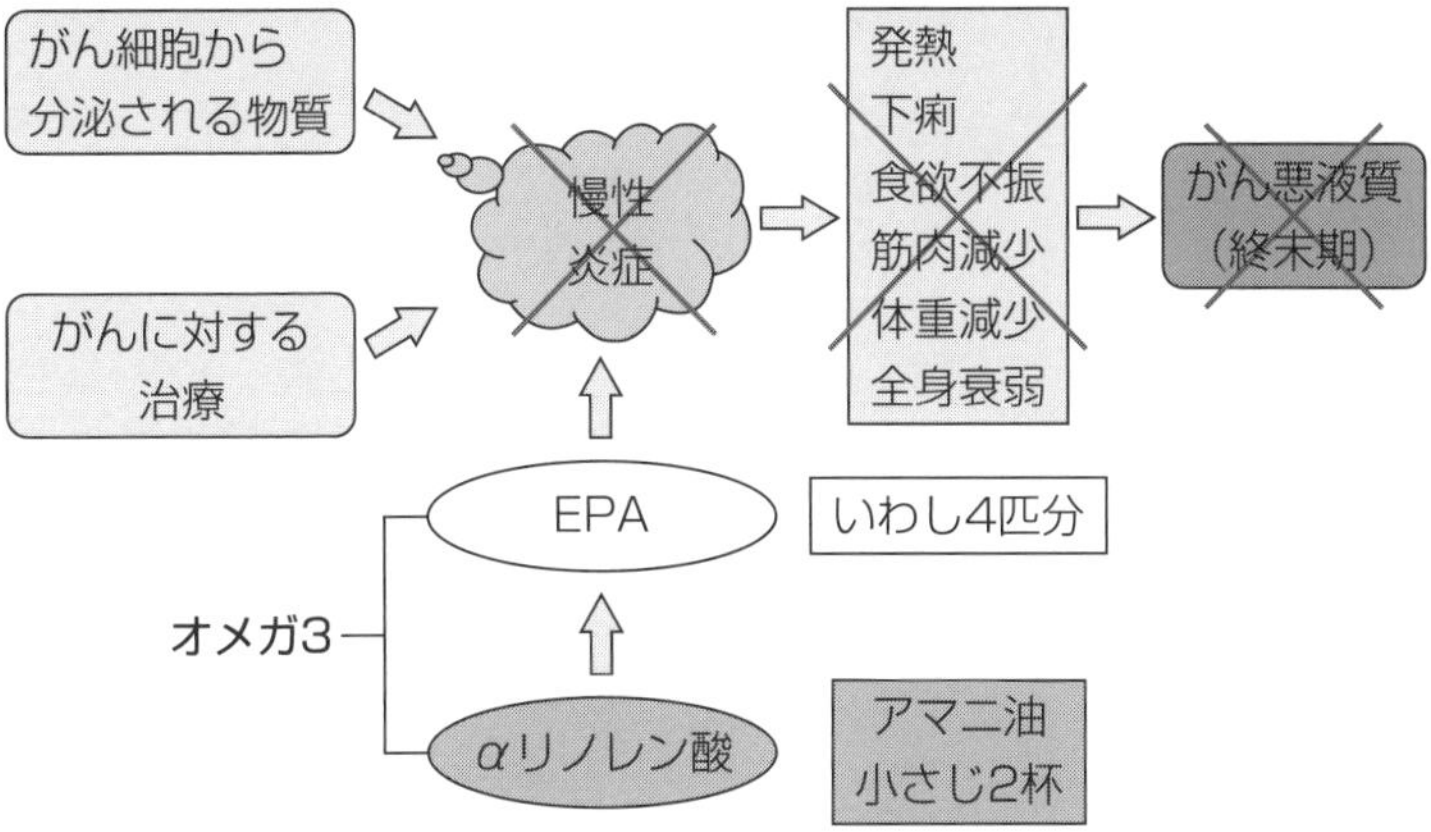

朝日新聞2009年11月8日掲載広告より

は4対1です。しかし、日本の現状は10～50対1になっており、オメガ6が多すぎます。オメガ3をもっと増やすために、青魚などを食事で積極的に摂取することが推奨されています。

　がん患者さんが炎症を抑えて、筋肉のタンパク質の崩壊を食い止めるには、1日2グラムのＥＰＡを摂ることが適量と報告されています。しかし、魚に含有されるＥＰＡの量はきわめて少ないため、食事だけで十分な量を摂取することは現実的には容易ではありません。ＥＰＡ2グラムを摂取するためには、サバなら切り身3切れ、イワシなら3～4尾も食べなければならないのです（図33）。

　そこで、ＥＰＡを効率的に補給するためにアマニ油であれば小さじ2杯でαリノレン酸

2グラムを摂取でき、それが体内で2グラムのEPAに変換されます。ただ、体内で100%変換されるとはかぎらないので、わたしは大さじ1～2杯の摂取をすすめています。アマニ油は加熱すると酸化してしまうので、必ず冷蔵庫で保存し、生で飲むかパンにつけたり、納豆にかけたり、ドレッシングに使うなど非加熱で摂取するようにしましょう。購入する場合は必ず、冷蔵庫で保存されている商品を選んでください。

また、アマニ油と同じくらいαリノレン酸が含まれるえごま油やしそ油もおすすめです。

加熱用にはオリーブオイル、ココナッツオイルを

一方、加熱用に使う食用油にはオリーブオイル、とくにビタミンEが豊富なエクストラヴァージンオリーブオイルが推奨されます。

オリーブオイルをたくさん摂る地中海沿岸の国々では心臓疾患が少ないことがわかり、一躍有名になりました。オリーブオイルはもともと善玉コレステロールを減らさずに悪玉コレステロールと中性脂肪を減らす作用があるため、多くの医師がすすめています。

オリーブオイルは低温でしぼられ、精製されていない生の油だという利点もあります。とくにヴァージオイルはオリーブの果肉から絞られたままのジュースですから、さまざま

な微量成分がバランスよく含まれています。

オリーブオイルはn-9（オメガ9）系脂肪酸（オレイン酸）に属します。オレイン酸は加熱しても酸化しにくい特徴がある安全な油です。オリーブオイルには活性酸素を撃退する抗酸化物質としてよく知られるポリフェノールも豊富に含まれています。

ただし、オリーブオイルの難点は匂いにクセがあることです。とくに、エクストラヴァージンオイルはイタリア料理には合いますが和食には合いません。そこでおすすめしたいのが無色でほぼ無臭のココナッツオイルです。

ココナッツオイルはオリーブオイルと同じように加熱による酸化に強い油です。オリーブオイルと並び、植物油の中では飛び抜けて酸化安定性が高いという特徴があります。とくに天然100%のココナッツオイルはトランス脂肪酸が全く含まれていません。

ココナッツオイルの成分はラウリン酸です。ラウリン酸は、中鎖飽和脂肪酸で、加熱しても酸化されにくく、かつ動物の油より融点が低いので血管の中で固まることもありません。また、腸から吸収されるとまっすぐ肝臓に運ばれてエネルギーとして燃やされるたいへん代謝のよい性質を持っています。融点が23度なので、冷蔵庫に入れておけば固まります。ですから、バターと同じように使ってクッキーなどをつくることができます。

ラウリン酸は母乳にも7%ほど含まれている成分です。免疫力を高めたり、活性酸素を抑えて体の酸化を防ぐ効果や抗ウイルス効果なども認められています。

このように、がんから身を守るために、避けるべき食用油と摂るべき食用油をきちんと知っておきたいものです。もう一度整理しておきましょう。

◎食べてはいけない油↓トランス脂肪酸

◎避けるべき油↓動物性脂肪

◎積極的に減らすべき油↓市販の食用油（サラダ油、テンプラ油）

◎積極的に摂るべき油↓非加熱用にはアマニ油、えごま油、しそ油、加熱用にはオリーブオイル、ココナッツオイル

その6

腸管免疫力を高める

がんと闘うリンパ球の7割は腸管の下にある

近年、免疫システムの中心的な役割を果たしているのが「腸管」であることがわかってきました。がんと闘うリンパ球の7割は腸管の下にあると考えられます。つまり、人間の

免疫の7割は腸管免疫に依存しているわけです。「腸は最大の免疫器官」といわれるゆえんです。

では、免疫は腸管の中でどのような仕組みで調整されているのでしょう?

そのシステムを握っているのは「腸内細菌」であることがわかっています。免疫力と腸内細菌とはきわめて密接な関係があります。

腸管には1000種類以上の微生物が生息しています。これらの微生物が腸管免疫系を刺激して、免疫力を左右しています。善玉菌の乳酸菌やビフィズス菌がたくさんいれば免疫力が高まっている状態です。

逆に、大腸菌やウェルシュ菌などの悪玉菌が優勢のときには体調が悪くなります。善玉菌と悪玉菌は絶えず腸内で勢力争いをしてお

簡単にできる免疫力アップ法（腸管免疫）　図34

(1) プロバイオティクス＝善玉菌を補給する
→プロテクト乳酸菌、ケフィアなど

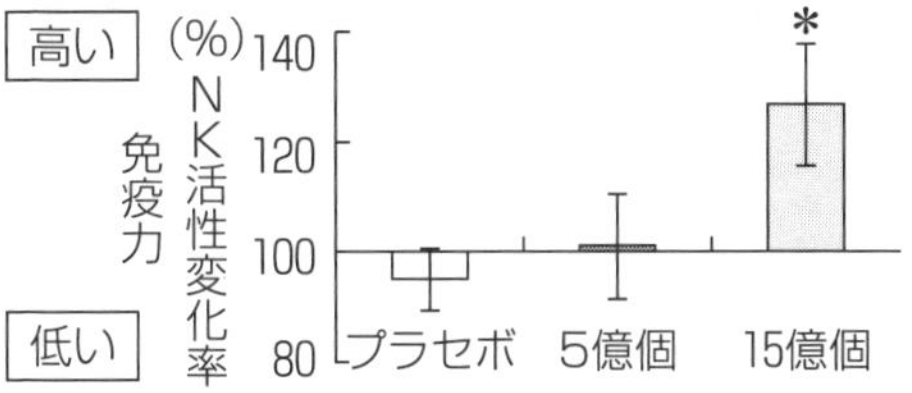

プロテクト乳酸菌摂取による免疫活性（NK活性）増強作用
＊プラセボ群に対して統計学的に有意差あり（$p<0.05$）

第5回日本食品免疫学会（2009）

(2) プレバイオティクス＝善玉菌にエサを補給する
→フルクトオリゴ糖（菊いも）

イヌリン（菊いもの主成分）→→フルクトオリゴ糖
分解

り、その状態によって健康が左右されます。

実際に、腸内の善玉菌を増やすことで、がんと闘うNK細胞活性が増えたという報告があります（図34）。

動物性タンパク質の過剰摂取は腸管免疫力を低下させる

数ある食品の中でも最も発がん性の高いのが動物性タンパク質です。とくに、牛、豚、羊などの四足歩行動物の肉の過剰摂取は、がん発生との因果関係がはっきりしています。動物性タンパク質や動物性脂肪の摂取が増えると、大腸がんや乳がんになりやすいことも証明されています。

動物性タンパク質とがん発生との関係を示したのがコーネル大学のT・コリン・キャンベル教授による実験です。動物性タンパク質を含むエサでマウスを飼育し、低タンパク群（タンパク5％のエサ）と高タンパク群（タンパク20％のエサ）それぞれに発がん物質を投与したところ、高タンパク群では低タンパク群の3倍も高率に肝臓がんを発生しました。

したがって、動物性タンパク質は10～20％に制限すべきとキャンベル教授は結論づけています（済陽高穂著『今あるガンが消えていく食事』より）。

また、ハーバード大学のウォルター・ウィレット教授は、毎日牛肉の赤身を摂取する人は月に1回しか摂らない人に比べて、2・5倍も高率に大腸がんを発生するという研究結果を発表しています。

動物性タンパク質ががんに悪影響を与える理由は大きく3つあります。

まず、消化酵素を大量に消費するということです。そして、動物性タンパク質はもともと人間にとって分解しにくい栄養素です。ですから、摂りすぎると肝臓に負担がかかり、解毒作用（がんの原因の一つでもある活性酸素を発生する化合物を分解して体外に排泄する働き）を弱めます。

また、動物性タンパク質を摂りすぎると、腸内の悪玉菌が増えて腸管免疫力が低下してしまいます。そのため、自然治癒力が弱まってがんに対抗できなくなるのです。

とくに大腸がんは腸内細菌を介して起こることが多く、肉食の過剰摂取は大腸がんのリスクを高めます。

シンバイオティクスを実践する

腸内細菌のバランスは食事の内容によって大きく左右されます。植物性の食品を中心として食事は腸内環境を整えることがわかっています。

とくに、食物繊維が豊富な野菜や果物をたくさん食べると、腸内の有害物質を便と一緒に排出してくれます。わかめ、こんぶ、ひじき、海苔といった海草類にも食物繊維が豊富に含まれています。有害物質がデトックスされて、腸内環境が良くなると乳酸菌やビフィズス菌といった善玉菌が腸内に棲みやすくなります。

また、野菜や果物に含まれているオリゴ糖はビフィズス菌のよいエサになるので、腸内環境を整えながら善玉菌を増やしてくれます。

こうした乳酸菌やビフィズス菌など腸に有益な作用を与える善玉菌と、それらを含む食品を補充して悪玉菌を抑制することを「プロバイオティクス」といいます。ヨーグルトなどの発酵乳もこれに相当します。がんを予防するために採り入れたい食習慣はヨーグルトの常食です。

また、食品に由来する成分で、腸内の善玉菌を増殖させて腸内環境の改善を促進する働きのあるオリゴ糖や食物繊維、ラクトフェリンなどを補給して悪玉菌を抑えることを「プレバイオティクス」と呼びます。

この2つの組み合わせ、または併用する食品を「シンバイオティクス」といいます。こうした食品を積極的に摂ることで腸内環境を整えて腸内免疫力が向上します（図35）。

わたしがおすすめしたい食品は「豆乳ケフィア」です。

ケフィアというのは、長寿の人が多いことで世界的に知られる旧ソ連・コーカサス地方に伝わるヨーグルトと同じ仲間の発酵乳の一種です。ただし、ヨーグルトは1、2種の乳酸菌だけでつくられているのに対し、ケフィアには有益な40種類の乳酸菌や酵母などが含まれた複合発酵乳です。

ケフィアの乳酸菌は生きたままで腸に達することができます。旧ソ連では1970年代から病人の治療食として医療目的にも使われるようになりました。

このケフィアを牛乳ではなく豆乳からつくったものが豆乳ケフィアです。牛乳に比べて豆乳には、カロリーが低い、マグネシウム

腸内免疫力を高める習慣　図35

— 食物繊維＋発酵食品 —

	役割	食材
水溶性食物繊維	血糖・コレステロールを低下させる 善玉菌のえさ（プレバイオティクス）	果物・海藻・葉野菜・こんにゃく・菊いも
不溶性食物繊維	便の量を増やす 便通をよくする	玄米・全粒粉・豆類・根菜・芋類・きのこ
発酵食品	善玉菌を補給（プロバイオティクス） 下痢や便秘を予防する	ヨーグルト・ケフィア・発酵にんじんジュース

おすすめ快便朝食レシピ
- 最初に果物を食べる
- めかぶ·納豆·おくらのスライスを器に入れ、よくかきまぜて玄米にかけて食べる
- ぬか漬けと菜っ葉か根菜かわかめの味噌汁（塩分を摂りすぎないように）

菊いもは3大生活習慣病をすべて予防する　図36

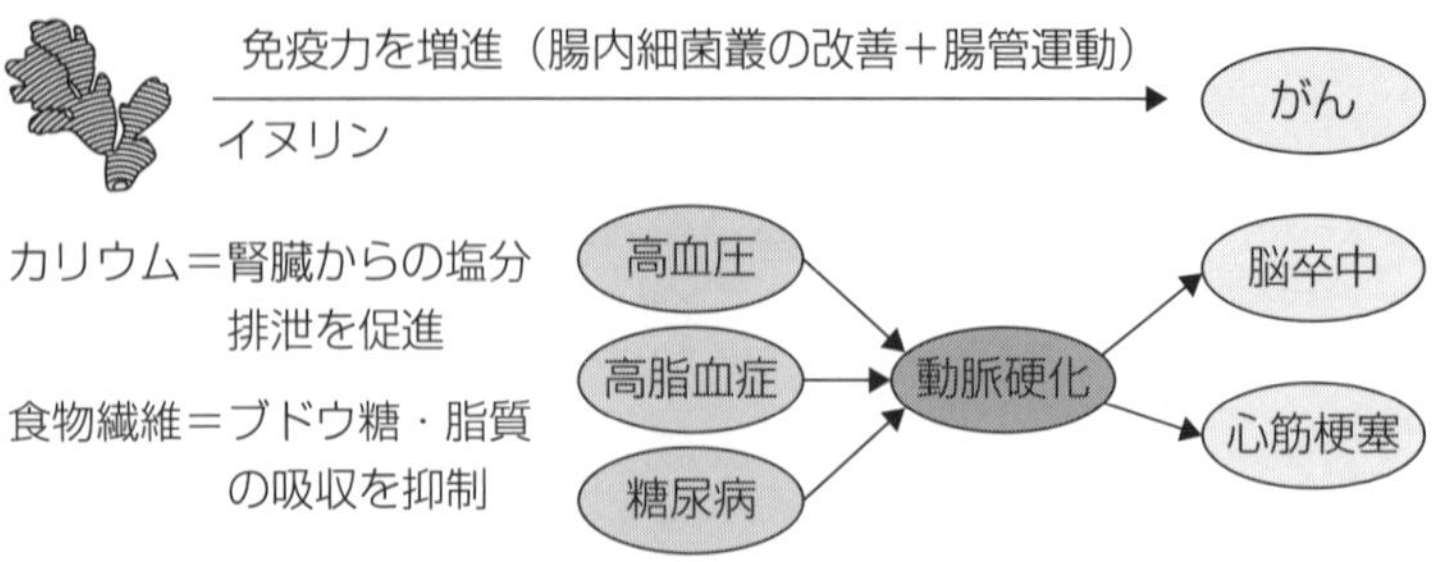

菊いもの上手な食べ方

- 乾燥スライス6g（4～5枚）をカップに入れ、沸騰した熱湯を注ぐ。
- 3分ほど放置し、スライスを取り出してお茶として食事と一緒に飲む。
- 取り出した菊いもはもう一度お茶として飲む。
- 2回使ったスライスは、味噌汁に入れて食べる。

や鉄分、食物繊維が含まれている、コレステロールが含まれていないといった利点があります。味はヨーグルトというよりも豆腐に近く、しょうゆやかつおぶしで食べても美味しく食べられます。

もう一つ、腸内細菌を改善して免疫力を増進してくれる食品として注目したいのが「菊いも」です。

菊いもは北アメリカ原産の自然食品で、天然のインスリンといわれます。20世紀初頭にエドガー・ケイシーというアメリカの霊能者が、多くの糖尿病の人に食べさせて合併症から救ったことで知られます。

菊いもにはデンプンはほとんど含まれず、主成分はイヌリンという多糖類です。

イヌリンはゴボウ、タマネギ、ニラなどに

も多く含まれている食物繊維の一種ですが、最も多いのが菊いもで、約60％がイヌリンです。

イヌリンは食物に含まれる糖や脂肪を吸着して排泄するために、糖尿病や高脂血症を予防する効果があるだけでなく、腸内細菌の働きで分解されると、腸内の善玉菌を増加させるフラクトオリゴ糖に変わります。腸内の発がん物質や老廃物を吸着して体外にデトックスする作用もあります。したがって、がん、とくに大腸がんを予防する働きが注目されています（図36）。

その7　体を温める・動かす

がん細胞は冷えが大好き

昔から「冷えは万病の元」という言葉があるように、低体温は病気の温床です。そして実は、がん細胞も冷えが大好きなのです。

健康な人の平熱はだいたい36・5度から37度の間だといわれます。ところが、最近は平熱が35度台という低体温の人も少なくありません。がんを発症するのはこうした低体温の人に多いのです。

がん細胞は35度台の体温で最も活発に増殖し、41度くらいになると死滅しはじめます。ちなみに、抗がん剤は体温を下げることがわかっています。

免疫細胞は逆に冷えがきらいです。体温が高いほど免疫力も高くなります。新潟大学大学院・安保徹教授が提唱する「体温免疫力」の理論によると、最も健康によい体温は36・5度です。生物としての生命活動を行う酵素が最も活発に働ける体内環境は37・1〜37・2度です。これは脳や内臓などのある体の深部の温度です。

体表面では温度はもっと低くなります。体

体温と体調の関係　図37

体温	体の変化
41.0℃	うわ言や昏睡などの意識障害が起こる
39.6℃以上	10日でがん細胞が死滅
36.5〜37.0℃	健康体で免疫力も旺盛
35.5℃	新陳代謝の低下、免疫機能の低下、体内酵素の活性低下
35℃	がんやウイルスが最も増殖する

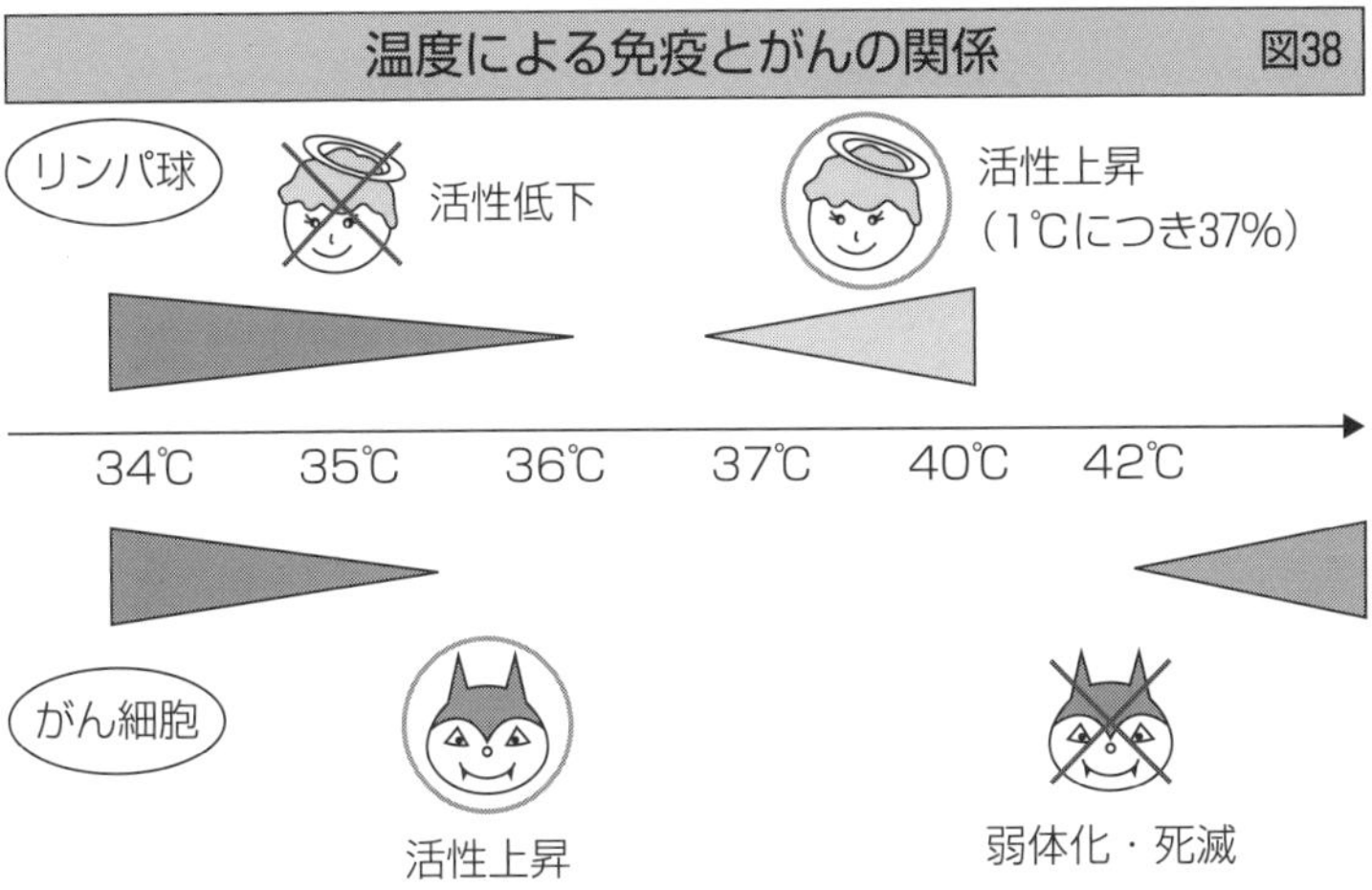

温が36・5度であれば、深部体温は37度以上あると考えられるので免疫力も最も活発に働きます（図37）。

体温をコントロールしているのは自律神経です。自律神経が正常に働いている場合は、外気温にかかわらず私たちの深部体温を37・2度に保つように体温調整をしています。

体温を維持するためのエネルギーは全身を巡っている血液がもたらします。ところが、交感神経の緊張状態が続くと全身の血液循環量が減って、体温も下がります。

交感神経が優位で体温が下がると、免疫の主役を担うリンパ球の割合が少なくなってしまいます。そのため免疫力が低下します。

体温が1度下がるとリンパ球の働きは37％ダウンします。逆に、体温が1度上がると免疫力は5〜6倍にアップするといわれます。

したがって、免疫力を維持向上するために、体温を36・5〜37度に管理することが大切です（図38）。

効果的に体を温める方法

小豆袋で内臓を温める

免疫力を上げてがんに対抗するには、冷えから体を温める習慣をつけることが必要です。冷えから体を守るためにまずおすすめしたいのが「小豆袋」を利用して内臓を温める方法です。レンジでチンするだけで遠赤外線が出て、長時間の保温効果があります。

①弁当箱きんちゃく袋に小豆2袋を入れたものを2つ準備します。
②2袋同時に電子レンジで温めます（500Wで20分）。
③最初に肝臓（右脇腹）と丹田（下腹部）の上に1袋ずつ置き、20分ほど温めます（熱い場合はタオルにくるむ）。
④②の要領で袋を温め直します。
⑤左右の腎臓（背中のベルトより人さし指1本分上）を気持ちよい温度で20分ほど温め

ます。

⑥最後に、冷やした缶ジュースで脾臓（左脇腹）を5分冷やします。

爪もみ

自分で手軽に副交感神経を刺激して体を温める方法が爪もみです。福田医院・福田稔院長が考案した方法です。爪の生え際を、道具を使わないでもむことで免疫力が高まります。とくに、末梢が冷える方は試してみてください。手足の先がぽかぽかします。

①もむ指は両手の親指、人さし指、中指、小指です。薬指だけは刺激すると交感神経を緊張させやすいので除きます。

②まず、爪の生え際の両側に刺激を与えます。もむ方法は、片方の手の親指と人さし指でもう一方の手の爪の生え際の両側を挟みます。

③両側同時に10秒ずつ押しもみをします。刺激の強さは「少し痛い」と感じる程度です。両手の親指、人さし指、中指、小指を順番に押していきます。

④1日2、3回、毎日続けましょう。お風呂の中で行うのがおすすめです。足の指ももむとよいでしょう。

薬石浴・陶板浴

免疫機能を強化するには薬石浴・陶板浴も効果的です。

天然温泉の薬石浴による温熱療法が注目されています。薬石浴で体内の温度を上げるとともに、たくさんの汗を出すことでたまっている老廃物や有害物質をデトックスします。その結果、自律神経が整い、自然治癒力が活性化します。

陶板浴も免疫力向上を図るために有効です。陶板浴とは一言でいうと低温サウナです。一般的な岩盤浴は汗をかいて新陳代謝の活性化を促しますが、陶板浴は抗酸化溶液からつくられる陶板の上に寝て体を温めることで、活性酸素を減らすとともに、副交感神経を優位にして、免疫力をアップさせることを目的にしています。

他にも、やわらぎの湯（福島県）、玉川温泉（秋田県）、増富温泉（山梨県）などのラジウム温泉は活性酸素の除去や、免疫機能の強化が期待できます。ラジウム温泉では天然鉱石から放出される低レベルの放射線が医学的効果をもたらします。

放射線と聞くと「健康に悪い」などと連想するかもしれませんが、微量の放射線を当てると免疫力が高まり、がんなどにかかりにくくなることがわかっています。これをホルミシス効果といいます。

毎日30分以上体を動かす

世界がん研究基金の報告書で推奨している「10項目のがん予防指針」では、がんを防ぐ習慣として「毎日30分以上の運動をする（早歩きのような中等度の運動など）」と明記されています。

運動は血行をよくして体温を上げる効果があります。その基本は歩くことです。ウォーキングは用具も必要ありませんし、誰でもどこでも手軽にできる運動です。

全身の血液の流れをスムーズにする働きをしているのは筋肉です。とくに、下半身の筋肉が大事です。ふくらはぎは第2の心臓といわれますが、下半身の筋肉はマッスルポンプといって、血液を心臓に戻すポンプの役割を果たしています。

筋肉が運動によって収縮すると、静脈の血液は上に運ばれて、全身の血液やリンパの流れが良くなります。その結果、体温も上昇しますし、免疫系細胞の働きも活発になります。

歩くときには「湧泉」のツボを意識するとよいでしょう。湧泉は、足裏の指の下のふくらみの下の真ん中あたりにあるツボです（次頁参照）。

肩の力を抜いて楽に立って足の裏を意識します。体を1度くらい前傾します。そうする

歩くときは「湧泉」を意識しよう

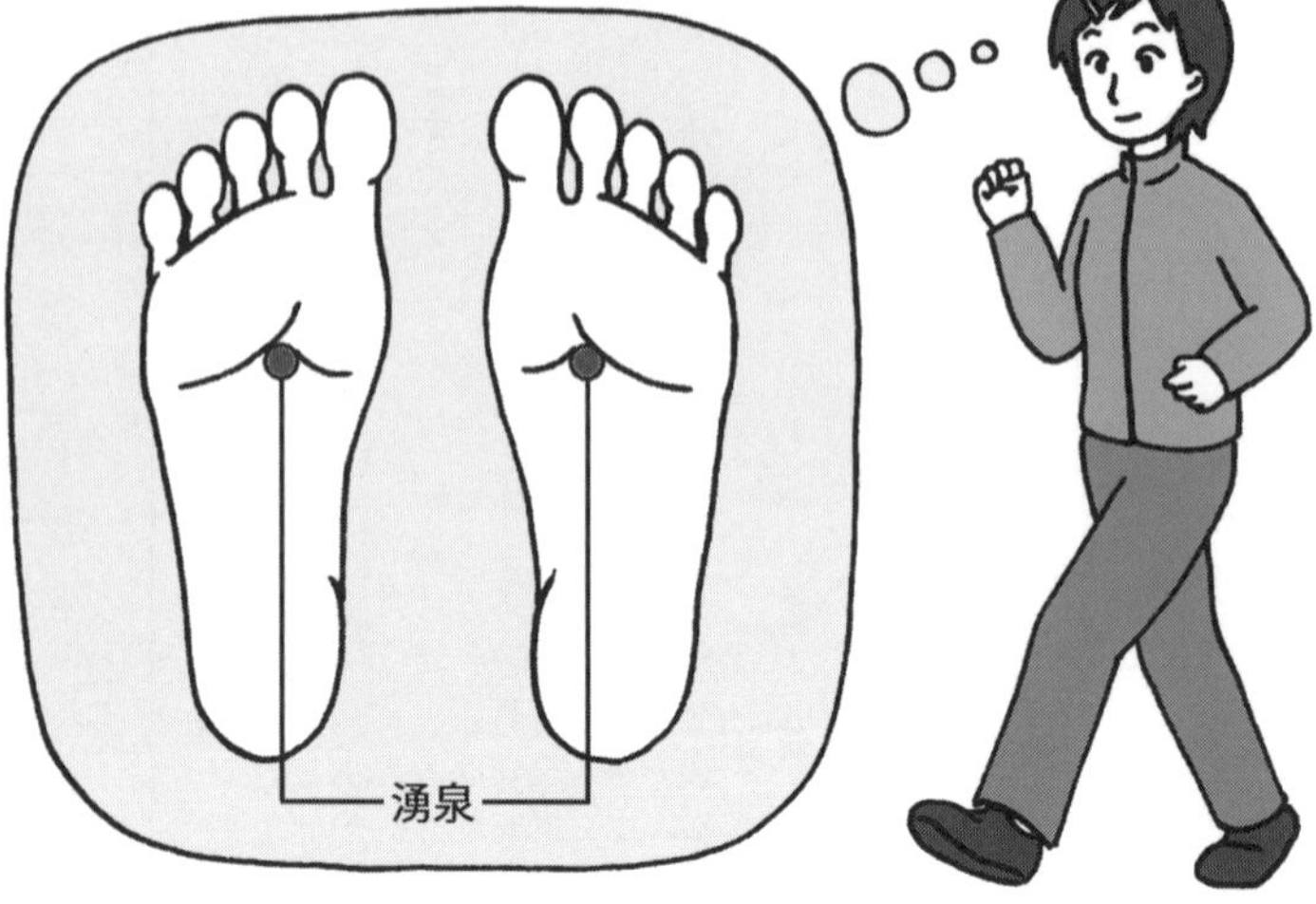

と体重が自然と湧泉にかかります。そして、足の指で地球をしっかりつかむような感じで歩きましょう。

歩くことは健康を保つために重要な習慣です。できれば朝に散歩するようにしましょう。朝は1日でいちばん体温が低い時間帯ですが、朝のウォーキングを30分すると体温が0・7～1度上昇するといわれます。

この時間に体温を上げて交感神経を刺激しておくと1日の調子がよくなります。ウォーキングに、第3章で説明する呼吸法をうまく組み合わせると効果はさらに高まります。

その8

進行がんにはアポトーシス食品を利用する

天然の抗がん剤ともいわれる「低分子フコイダン」

ヒトの細胞が老化すると自滅作用が働きます。このアポトーシスはがん細胞では機能しなくなっているため、異常細胞の増殖を繰り返します。こうしたがん細胞のアポトーシスの誘導をサポートする健康食品がいくつか存在します。

がん細胞に直接作用して崩壊を起こさせる作用のことを「アポトーシス誘導作用」といいます。アポトーシスが誘導されればがん細胞が自滅します。とくに、がんがある程度進行してしまっている場合、緊急避難的にこうしたアポトーシス食品を試してみることも考慮しましょう。

アポトーシス誘導作用の認められている食品の一つが「低分子フコイダン」です。

フコイダンは、もずく、めかぶ、こんぶなどの海藻類に含まれるヌルヌルした成分です。フコイダンが最も多く含まれているのがもずくです。

フコイダンには、正常細胞には全く影響を与えず、がん細胞だけに直接働きかけてアポトーシスに導く作用があります。そのため、医学者の間ではフコイダンは「天然の抗がん剤」「副作用のない抗がん剤」などと呼ばれています。

すでに多くの研究機関によってフコイダン研究が進められており、アポトーシス誘導作用のメカニズムも解明されています。また、フコイダンは腸管免疫を刺激して免疫システムを活性化させるとともに、ＮＫ細胞の働きを約2倍に高めて免疫力を増強する作用があります。

九州大学大学院・白畑實隆教授は、フコイダンのがん細胞アポトーシス誘導作用のほか、がん細胞が栄養を補給するためにつくる新生血管を抑制する作用があることなども明らかにしています。

とくに、吸収されやすいように分子量を５００以下まで低分子化処理をしたフコイダンが驚異的な腫瘍抑制効果を示すという報告があります。

酵素で分解した低分子フコイダンは、胃がんや大腸がんなどの消化器がんだけでなく、腸管から吸収されて血流にのり、直接がん細胞まで運ばれ、がん細胞に直接働きかけてアポトーシスを誘導することにより、深部がんにも効果があると考えられています。

多彩な効果をもつ「タヒボ」

タヒボの原料は、パウダルコあるいは紫イペとも呼ばれる南米アマゾンの熱帯雨林の原住民が古くから病気の治療に使っていたノウゼンカズラ科の植物です。その内部樹皮を粉末にしたものがタヒボです。一般に、タヒボ茶という薬用茶にして飲みます。

古代からいわゆる万能薬として使われてきたタヒボが脚光を浴びたのは、ブラジルのサンパウロ大学農学部名誉教授で、植物学の権威であるウォルター・ラダメス・アコーシ博士がタヒボに含まれる強力な抗がん作用のある物質を突き止めたことでした。

さらに近年、アコーシ博士の研究成果を受けて、京都府立医科大学・徳田春邦助教授、京都大学薬学部・故上田伸一助教授らにより共同研究が行われ、タヒボの樹皮の成分から抗がん作用の強い新しい有機化合物（化学的につくるのが難しい自然の成分）が発見されました。

この有機化合物は、タヒボの主成分であるキノンと呼ばれる植物色素の中にある成分でＮＦＤ（ナフトフランディオン）と命名されました。

その後、ＮＦＤががん細胞に与える影響について実験と研究が進められていき、抗腫瘍作用のメカニズムもわかってきました。ＮＦＤの抗がん効果は、正常細胞の遺伝子が変異する第１段階と細胞の異常増殖が始まった第２段階のそれぞれの段階で発がんのプロセスを食い止めるのです。

しかも、ＮＦＤはがん細胞だけを攻撃し、正常細胞をほとんど傷つけません。これは、副作用の可能性がきわめて低いことを示しています。

さらに、宮城県立がんセンター研究所免疫学部長・海老名卓三郎医師が研究を深化させます。タヒボには、アポトーシスを誘導する効果（アポトーシス誘導能）、がん細胞の転移を阻害する作用（浸潤阻害作用）、がん細胞が栄養血管を新しくつくる働きを阻害する作用（血管新生阻害作用）、免疫力を活性化させる効果（免疫賦活作用）のあることを突き止めたのです。

タヒボには活性酸素を除去する抗酸化作用、炎症を抑制する抗炎症作用、がん性疼痛などを抑える鎮痛作用など、がんなどの病気に対する多彩な効果を表わすことがわかっています。

こうしたことから、タヒボはがんをはじめとする慢性疾患の「長期的な治療に有効」との評価を得ています。

抗がん作用を発揮する天然物質「レスベラトロール」

１９９７年、世界的に有名な科学雑誌『サイエンス』で発がんを抑制すると報告されて以来、注目を浴びているのが「レスベラトロール」です。

もともとレスベラトロールは赤ワインから発見されたポリフェノールの一種で、「抗酸化作用の強い究極のアンチエイジング成分」あるいは「長寿遺伝子のスイッチを入れる成分」として注目を集めています。赤ブドウの皮などに多く含まれます。

いわゆるフレンチ・パラドックス（脂肪の摂取が多く喫煙率も高く、毎日赤ワインを飲んでいるフランス人が心臓病の発生率はきわめて低いこと）の謎を解明するものとも目されています。

そのレスベラトロールが近年脚光を浴びているのは、強い抗がん作用によってです。レスベラトロールは、がん細胞のミトコンドリアで大量の活性酸素を発生させてがん細胞をアポトーシスに導きます。しかも、がん細胞と正常な細胞を識別して抗がん作用を発揮します。

イリノイ大学の研究グループの報告によると、レスベラトロールは天然物質としては初めて、発がんの初発期、促進期、悪性化の3段階すべてを抑制することが明らかになりました。マウスの皮膚がんモデルにレスベラトロールを投与した結果では、投与後18週で最高98％のがん細胞減少が認められました。

また、最新研究によると、レスベラトロールは従来の常識では考えられなかったメカニズムでがん細胞を死滅させる可能性も推測されています。

たとえば、がん抑制遺伝子ｐ53の有無にかかわらずレスベラトロールはがん細胞を死滅させること、腫瘍細胞中に存在するある酵素の働きによってレスベラトロールが代謝されるとピセアタンノールというがん細胞を攻撃する物質に変化することなどです。

さまざまな臨床研究によると、レスベラトロールはすい臓がん、乳がん、腎臓がんの場合には好結果が得られたそうです。とくに、すい臓がんは早期発見や外科手術が難しく、化学療法にも強い抵抗性があるために、がん治療家を悩ませているがんです。

その難治がんに対する抗がん作用をもつ天然物質は患者さんにとって大きな福音になる可能性があります。また、放射線療法や化学療法と併用することでそれらの副作用を軽減させるとの報告もあります。

ただし、レスベラトロールの抗がん作用が十分に現われる有効濃度を摂取するには、赤ワイン換算で少なくとも1日1リットル以上になります。したがって、アルコールを含まない赤ワインエキスや、レスベラトロールが豊富に含まれたホールフードドネクターで摂取することをおすすめします。

薬効成分をたくさん含むハーブ「アシュワガンダ」

インドの伝統的医学であるアユルヴェーダで使用されていたハーブ類の抗がん作用もよく知られます。もともとストレスへの抵抗能力を高める働きのあるこれらハーブ類はアダプトゲンと呼ばれます。

アダプトゲンは、ホルモンや免疫システムのバランスを保ち、私たちの体のホメオスタシス（恒常性）を最適に維持する物質です。東洋医学で用いられる高麗人参や冬虫夏草もアダプトゲンの一種です。

そして近年の科学的研究によって優れた抗がん作用が明らかになったアダプトゲンが「アシュワガンダ」です。

アシュワガンダはアユルヴェーダにおいて、健康長寿やさまざまな疾患の予防・治療の薬として使われているハーブです。インドの家庭では、その葉、根、実、種、芽が料理に使われ、家庭治療法として「アユルヴェーダの女王」「アユルヴェーダの最愛のハーブ」

とも呼ばれています。

とくにアシュワガンダの根や葉には、抗酸化作用、抗炎症作用、免疫調整作用、抗ストレス作用、滋養強壮作用、造血能増強作用などを示す薬効成分がたくさん含まれています。

さらに最近、がん予防効果や抗がん作用も報告され、がん治療への利用が期待されています。動物実験では、アシュワガンダが抗がん剤や放射線治療の効果を高め、副作用を軽減することや、がん細胞のアポトーシス作用が報告されています。

独立行政法人産業技術総合研究所細胞増殖制御研究グループ長のワダワ・レヌー氏は、アシュワガンダの腫瘍細胞に対する効果を検証しています。実験では、培養した腫瘍細胞にアシュワガンダの葉の抽出物を加えたところ、腫瘍細胞が徐々に死滅していったそうです。

分子レベルでは、腫瘍細胞のp53遺伝子の働きを活性化させていたと指摘しています。しかも、正常細胞に対しては悪影響を与えないだけでなく、健康を増進する役割も果たしていたことがわかりました。

また、マウスを使った実験ではアシュワガンダの根の粉末を投与すると免疫力が増強することが示されています。アシュワガンダに含まれているウィザフェリンAという物質は強力ながん細胞のアポトーシス誘導作用をもっていることも報告されています。

第3章

がん増殖にブレーキをかける心のセルフケア

がんが治るために必要なもう一つのケアは「心のセルフケア」です。心のセルフケアは、自分自身の生き方・考え方を変えることでp53遺伝子のスイッチをリスタートさせ、がん細胞の増殖に「ブレーキ」をかけることにつながります。

その1

副交感神経を優位にする

免疫力は自律神経に左右される

人はなぜがんになるのでしょう？　どうすればがんを克服できるのでしょう？　その答えは、自分の生き方・考え方を問い直すことでおのずと見えてくるはずです。

すでに述べたように、がんから体を守るのは私たちにもともと備わっている優れた生体防御システムである免疫力です。そして、免疫力を左右するのは自律神経です。

自律神経というのは、私たちの意思とは無関係に体に60兆もある細胞をコントロールしている神経です。免疫系や内分泌系にもかかわり、私たちが病気にならないように働いています。

自律神経には交感神経と副交感神経があります。

交感神経は、体を活動状態にする神経です。心臓の働きや呼吸を早めて、血圧を上げたり血流を増やしたりして全身に大量の血液を送ります。一方、副交感神経は体をリラックス状態にする神経です。夜寝るときや食事をするとき、笑うときなどに働きます。心臓の鼓動をゆっくりにし、血圧を下げ、体の緊張状態を解消します。

交感神経と副交感神経は、一方が優位になるともう一方が下がるというシーソーのような関係にあります。この揺れ幅が激しくなると体調が崩れてきます。

過労や過剰なストレスなどがあると交感神経が優位になりすぎます。その結果、白血球の中の「顆粒球」という細胞を増やします。顆粒球は細菌など大きな外敵への攻撃を得意とする細胞です。顆粒球は免疫システムを作動させずに最前線で外敵の攻撃を防ぎます。免疫を成立させずに闘うため、がん細胞やウイルスなどは見逃してしまいます。

がん細胞やウイルスと闘うのは、本書で何度も説明している「リンパ球」です。リンパ球は副交感神経が優位になると増えてきます。免疫力にかかわるのは、いうまでもなくこのリンパ球です。NK細胞、T細胞、B細胞などが連携して、がん細胞など変異した細胞を退治します。

白血球の中の免疫細胞の割合は自律神経の働きで変動します。交感神経が優位になると顆粒球の割合が増え、副交感神経が優位になるとリンパ球の割合が高くなるのです。したがって、がん細胞と闘うリンパ球を活性化して免疫力をアップさせるには、副交感神経が優位になるような状態をつくり出してやればよいわけです。

副交感神経を優位に導く方法

現代の生活は心身の過剰なストレスに満ちており、交感神経が優位になりやすい環境にあります。がんの原因の一つは、こうしたストレス過剰な状態を長く続けたことにあります。副交感神経を優位な状態に導く方法の一つは、現代人にありがちな不規則な生活を改めて、「規則正しい生活」を送ることです。

ストレスから身を守り自律神経を整える規則正しい生活とは具体的には次のようなものです。

◎朝は同じ時間に早起きして20分間朝日を浴びる（朝日は1日本来25時間周期の体内時計を24時間にリセットし、自律神経の働きを正常化させる）。
◎朝起きて1時間以内に朝食を食べる。
◎1日3食同じ時間に食べる。間食はしない。
◎夜は遅くとも11時には寝る。
◎寝る1時間前にはパソコンやテレビで頭を使わない。
◎寝る3時間前以降に食べ物は食べない。

自律神経を整える栄養素　図39

栄養素	働き	摂取できる食品
カルシウム	神経の興奮を鎮める	牛乳、いわし、丸干し、小松菜
マグネシウム	神経の興奮を鎮める	ひじき、わかめ、いわし、豆腐、ごま
ビタミンB1	脳の働きを活発にする	肉、ハム、ウナギ、たらこ、ナッツ類
ビタミンB12	神経の働きを正常化する	ほうれん草、ケール、レバー、貝類
DHA・EPA	脳の働きを高める	まぐろ、すじこ、ぶり、さば
αリノレン酸	脳の働きを高める	アマニ油、えごま油
レシチン	脳の働きを活性化する	卵、豆腐、納豆
アダプトゲン	ストレスへの適応力を増強する	朝鮮人参、エゾウコギ(シベリア人参)、冬虫夏草、霊芝、マカ、アシュワガンダ、甘草、チャーガ、アマチャヅル

また、ストレスから心身を守り、交感神経から副交感神経優位な状態に導くために、自律神経を整える栄養素を含む食品を積極的に摂ることもおすすめです（図39）。

キノコ、海藻、菊いもなどの食物繊維も、副交感神経の働きである消化や排泄を活性化するので免疫力が強化されます。

他にも、半身浴や足湯、軽い運動、自然を感じること、お香やアロマオイルなど香りを利用すること（サンダルウッド、ベルガモット、ローマンカモミール、ラベンダーなど）、第2章で体温を上げる方法として紹介した「爪もみ」も自律神経の働きを整える効果があります。

その2

セロトニン神経を鍛える

心の平安をもたらしてくれるセロトニン神経

がん患者さんの多くが、思い起こせばがんが見つかる数年から10年くらいの間に慢性的なストレスを抱えていたと証言します。さらに、彼らはそのストレスを真正面から受けて我慢を重ねていたというのも特徴的でしょう。こうしたストレスに対する抵抗力をつけるために重要なのが「セロトニン神経」です。

セロトニン神経は脳内で働く神経伝達物質の一つであるセロトニンを分泌して、感情をつかさどる部位（扁桃体）に直接働きかけます。眠っているときにはほとんど分泌されませんが、起きている間は1秒間に2、3回という一定のリズムで一定量を脳に送り続けています。その働きは大きく次の5つです。

①大脳皮質を覚醒させ、意識レベルを調節する

②自律神経を調節する

③筋肉へ働きかける
④痛みの感覚を抑制する
⑤心のバランスを保つ

セロトニンは「癒しホルモン」とも呼ばれ、脳内でセロトニンが増えると、脳が活性化して幸福感や安心感、前向きな気持ちが得られます。逆に、セロトニンが減ると、うつ病や不眠症の原因になります。

セロトニンと同じ脳内の神経伝達物質としてよく知られるのが、ドーパミンとノルアドレナリンです。ドーパミンは快感や情動を起こす物質で、ノルアドレナリンは怒りや戦う意欲などを起こさせる物質です。

ドーパミンは「脳内の快楽物質」、ノルアドレナリンは「怒りのホルモン」ともいわれます。ドーパミンとノルアドレナリンは感情をつくる重要な神経伝達物質ですが、どちらかが出すぎると感情が不安定になります。これを調節して情動を安定させているのがセロトニン神経です。

神経細胞は脳全体で約１５０億個ありますが、セロトニン神経は脳の中心部分にわずか数万個しかありません。しかし、この数少ないセロトニン神経が脳全体に指令を送って、いつも私たちの精神状態をコントロールしているのです。セロトニン神経が正常に働かないと心と体のバランスが崩れてしまいます。その結果、ストレスに負けてしまい、がんの原因になることもあるでしょう。

そこで、がんを予防するとともに、がんを克服するためには、このセロトニン神経を鍛えて活性化することが大変重要になります。

ストレスを感じたとき、私たちの心には不快感や混乱が生じます。通常は、そのときに沸き上がるさまざまなネガティブな感情に頓着せず、即座に捨てる、あるいは受け流すということを繰り返しています。ところが、セロトニン神経が弱っていると、ストレスによる不快な感情を捨てることができません。反対にセロトニン神経が鍛えられていると、ネガティブな感情を受け流すことができるようになります。

セロトニン神経を鍛えることの最大のメリットは、「いやなことを受け流す能力」がついてくることです。感情脳である大脳辺縁系に働きかけることで不快感を調整し、心のバランスを保つことができるようになるのです。

大病を経験したことのある人ほど健康のありがたみを知っているものですが、そういう人は生きていること自体に満足感を見出します。本来の幸福感とはこういうものではないでしょうか。他人と比較せず、いまの自分の状況を「嬉しい」「楽しい」「ありがたい」と思えればそれが幸福につながります。

このようなささやかな幸せがわかると、本当の幸せが実感できるようになります。そして、こうした幸福感を感じることができるのは、まさにセロトニン神経の働きなのです。

では、セロトニン神経はどうやったら鍛えられるのでしょうか？

特別なことは必要ありません。セロトニン神経を活性化させるには毎日の生活の中で次の4つのことを実践すればよいのです。

①お日さまの光を浴びる
②リズム運動をする
③腹式呼吸をする
④スキンシップ

いかがですか？　簡単でしょう。ただし、これらを行うにあたってはちょっとしたコツがあります。

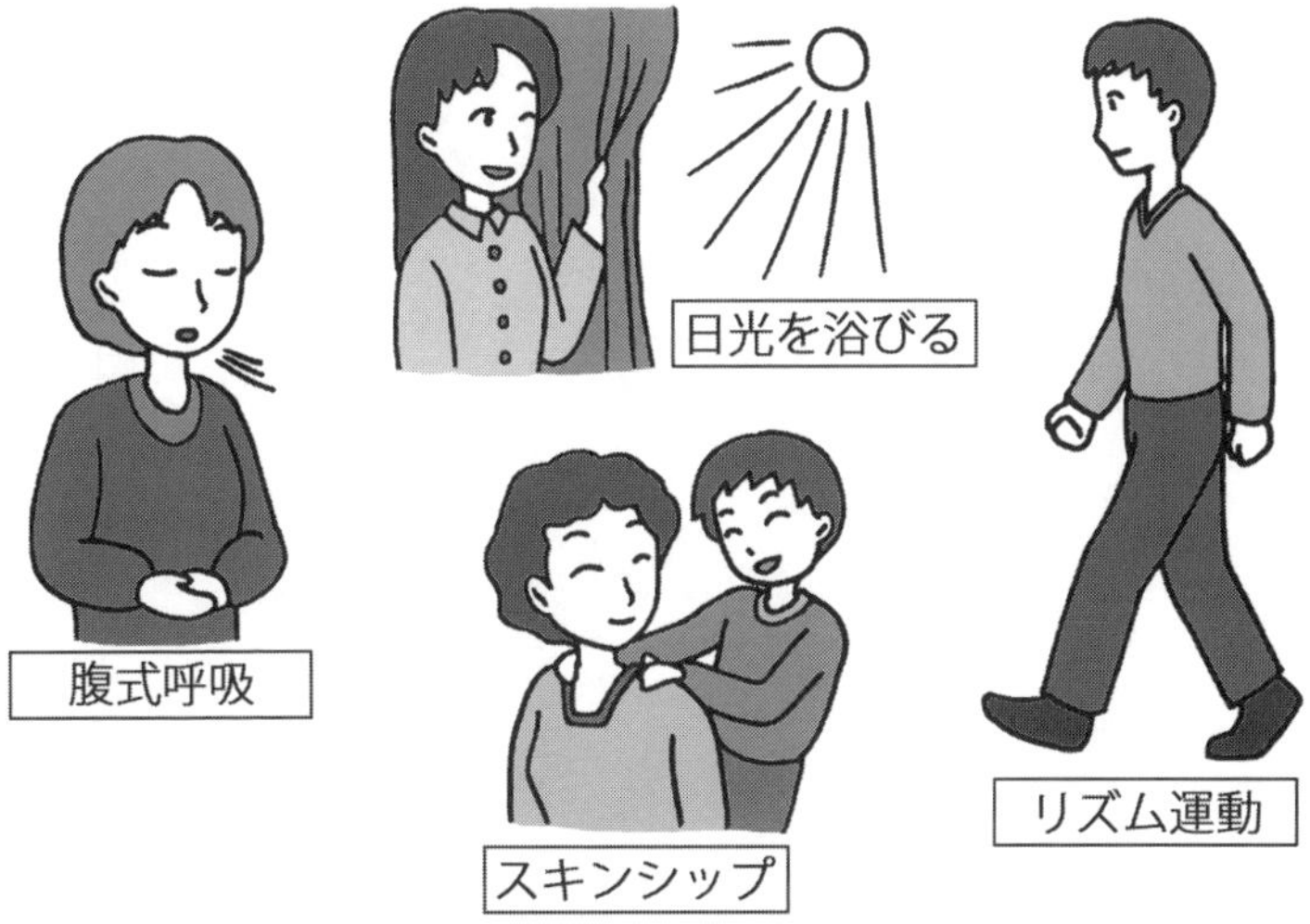
日光を浴びる
リズム運動
腹式呼吸
スキンシップ

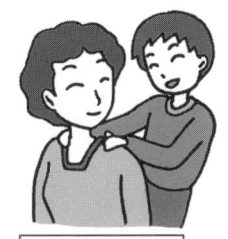

太陽光を見ることでセロトニン神経が活性化する

セロトニン神経は太陽の光で活性化するという大きな特徴があります。前項で「朝日を浴びる」ことの効用に触れましたが、朝日を浴びることはセロトニン神経を鍛えるためにも大切なのです。

お日さまの光は私たちの脳にさまざまな刺激を与えます。その一つが視覚機能ですが、一方で網膜に入った光の刺激はセロトニン神経にも影響を与えています。つまり、目から光が入ってくることでセロトニン神経が活性化するのです。

脳内のセロトニンの分泌量は太陽の光を受けると増えるという特徴があります。逆に、お日さまの光を浴びないと、セロトニンの分泌量は増えないので脳内の情報が伝わりにくくなり心身の不調が現われてきます。これはセロトニン神経が弱った状態です。

あまり外へ出ず、屋内にこもりきりの生活を送っているとセロトニン不足に陥ります。電灯の光は照度が低いのでセロトニンの分泌量を増やしません。セロトニン神経を活性化するには光の強さが大切なのです。

セロトニンを活性化させるには約２５００ルクス以上が必要とされています。一般に、太陽光の照度は天気がよければ3万〜10万ルクスです。曇りの日でも1万ルクス以上です。それに対して、蛍光灯の光はわずか100〜400ルクス程度です。

お日さまの光を浴びるといってても日光浴のように長時間じっとしている必要はありません。セロトニン神経の活性化のために必要なのは太陽光を浴びることではなく、お日さまの光を「見ること」なのです。朝起きてカーテンを開けて室内にお日さまの光を取り込むだけでもいいのです。天気のよい日であれば室内に差し込む太陽光でも3000ルクス程度の照度があります。

ただし、セロトニン神経の活性化のスイッチが入るまでには約3カ月かかります。毎日継続して朝日を浴びてセロトニン神経のスイッチを入れてあげましょう。

「リズム運動」でセロトニン神経を鍛える

お日さまの光を浴びることと並んでセロトニン神経を活性化させるために大事なのは「リズム運動」です。

リズム運動というのは筋肉の収縮と弛緩を周期的に繰り返す動作です。ウォーキングや自転車こぎ運動（エルゴメーター）、スクワット、階段昇降などがこれに当たります。

脳内セロトニン研究の第一人者である東邦大学医学部統合生理学・有田秀穂教授は、エルゴメーターを使って自転車をこぐことによるセロトニン量の変化を調べています。こぐ前、こいだ直後、こいで30分後にそれぞれ採血して、セロトニン量を測定したところ、全血中のセロトニン量が明らかに増えていることがわかりました。

有田教授は、他の動物実験の結果から、この血液中のセロトニンは脳から分泌されたものだと結論づけています。

セロトニン神経を活性化させるためのリズム運動に必要な時間は最低5分以上、できれば30分程度続けることが望ましいとされます。リズム運動を開始後5分でセロトニン神経が働き出します。そして、20〜30分続けることで活動レベルはピークになります。ただし、疲れるほど続けると脳内に疲労物質がたまり、かえってセロトニン神経の活動を弱らせてしまう場合もあります。30分を目安に行うようにしましょう。

運動の種類はリズム運動であれば何でもよいのですが、なかでも最も手軽にできるのは散歩です。そして、セロトニン神経は朝の目覚めとともに活動を開始します。ということは、「朝日を浴びながらの早朝散歩」が最もセロトニンの分泌を促す習慣ということになります。

ウォーキングをするときはちょっとしたコツがあります。セロトニン神経を活性化させるには心の状態が問題になります。歩きながら他のことを考えたり、お喋りをしたりすることはやめ、呼吸だけに意識を集中させて歩くことが大切です。なお、歩くときの呼吸は、後述する腹式呼吸を心がけるようにしましょう。

スキンシップやマッサージでセロトニンを増やす

セロトニンを増やす第3の方法は、人と人が軽く触れ合う「スキンシップ」です。いちばんよいのは家族や夫婦、恋人などとのスキンシップです。母と子のスキンシップがセロトニンの分泌を増やすという報告もあります。

同様にマッサージにもセロトニン神経を活性化する効果があります。マッサージをされた側だけではなく施した側でもセロトニン量が増えるようです。

また、子どもを抱っこしたりおんぶしたりしてスキンシップをとりながら、トントンとリズミカルに子どもに刺激を与えると、セロトニン神経が活性化されることもわかっています。

アロマオイルの香りと成分を活用したアロマオイルマッサージもおすすめです。心地よい香りとマッサージのソフトな感触がセロトニンを活性化するとともに、むくみや痛み、不安の解消などに役立ちます。

アロママッサージにはエッセンシャルオイル（精油）を使いますが、濃度が濃くて直接肌につけられません。そこで、肌に直接つけられるベースオイルで薄めます。ベースオイルにはホホバオイルがよく使われます。ホホバオイルは砂漠の植物・ホホバの実からしぼったオイルです。サラッとして肌に浸透しやすく、ベタつきにくいのが特徴です。

痛みやむくみが強い場合、ローズマリー（抗酸化、血行促進）、ラベンダー（鎮痛、鎮静）、シダーウッド（リンパ循環促進）など目的に応じたエッセンシャルオイル3種類をブレンドして、ベースオイルで薄めて患部をマッサージするととても効果的です。

セロトニンを増やす食べ物

セロトニン不足の人の中には、朝日を浴びたり運動をしたりする習慣がないこと以外に、食生活に問題があってセロトニンの「原料」が足りないケースもあります。

セロトニンの成分は「トリプトファン」という物質で、体内では合成できない必須アミノ酸の一つなので、食事として摂取しなければなりません。もともとは牛乳から発見された物質で、大豆や、納豆、豆腐、みそ、しょうゆなどの大豆加工食品、牛乳、ヨーグルト、

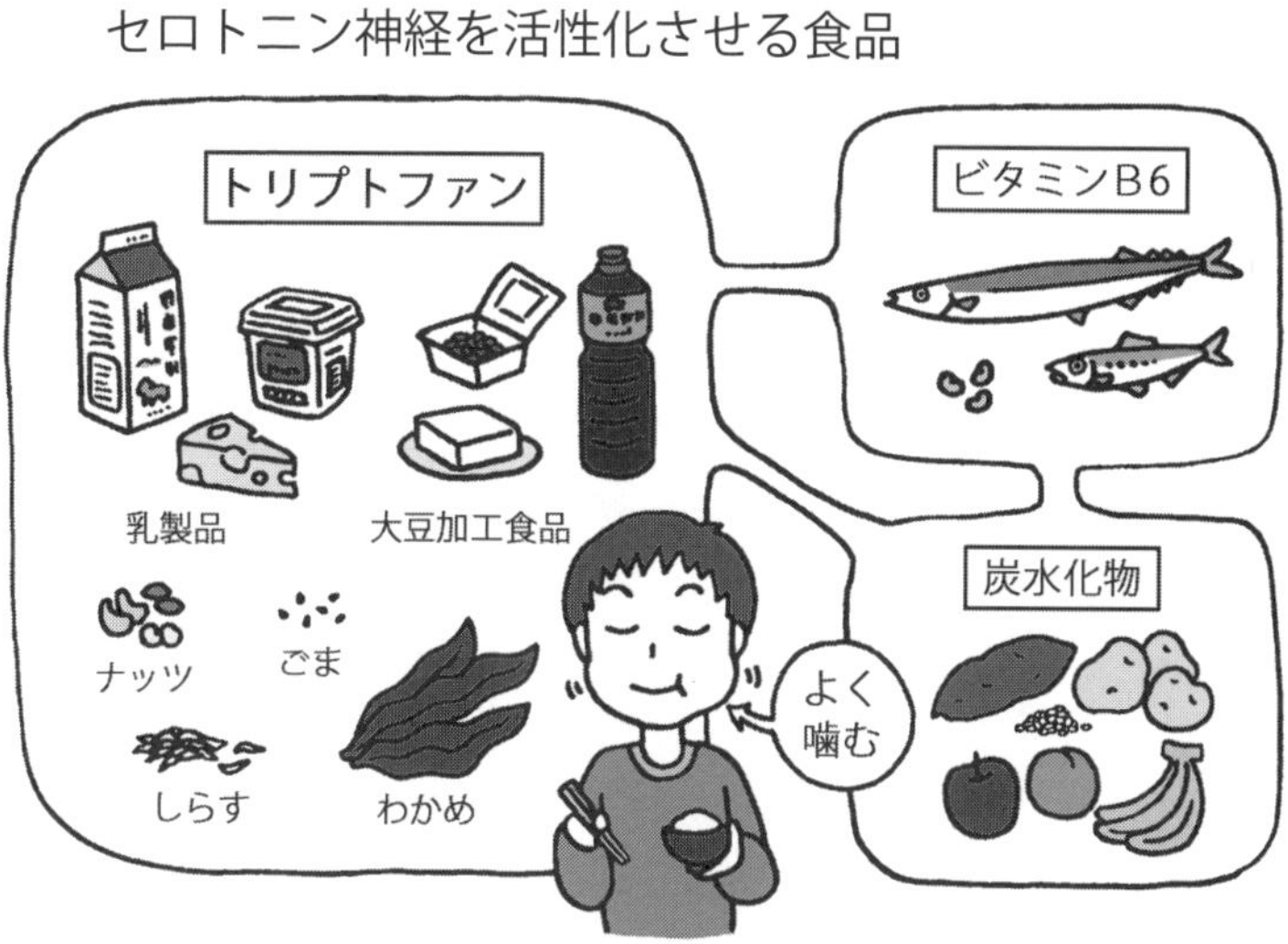
セロトニン神経を活性化させる食品
トリプトファン
乳製品
大豆加工食品
ナッツ
ごま
しらす
わかめ
ビタミンB6
炭水化物
よく噛む

チーズなどの乳製品、ナッツ類、ゴマ、しらす、わかめなどに多く含まれています。こうした食品を積極的に摂取しましょう。

ただし、トリプトファンだけを摂っていても体内でセロトニンを合成することはできません。体内で効率的にセロトニンをつくるには他に「ビタミンＢ６」と「炭水化物」が必要です。

セロトニンはトリプトファンとビタミンＢ６から合成されます。玄米、小麦胚芽、大豆、サンマやイワシなどを積極的に摂ってビタミンＢ６も補給しましょう。ビタミンＢ６を含む肉類もありますが、動物性タンパク質はセロトニンが脳内に取り込まれるのを妨げるので摂りすぎは避けるようにしましょう。

穀類やイモ類、果物などの炭水化物は、ト

リプトファンが脳内に取り込まれるのを助ける働きがあります。

その3
呼吸に目を向ける

腹式呼吸でセロトニン神経を活性化する

実は、私たちは普段の生活の中で無意識にリズム運動を行っています。その一つが「呼吸」です。呼吸によってもセロトニン神経のスイッチを入れることができます。ただし、そのためには「意識的に」行う呼吸でなければなりません。意識的に行う呼吸とは「腹式呼吸」のことです。

腹式呼吸とは、自分で意識して腹筋を収縮させながら行う呼吸です。筋肉の収縮と弛緩をリズミカルに繰り返すことでセロトニン神経が活性化します。

まず、目を閉じてリラックスできる姿勢で座ります。腹式呼吸を行うときのコツは「吐くこと」からスタートすることです。腹筋を使って、口から肺の中の空気を送り出すようにします。その反動を利用するように鼻から息を吸います。十分に吐ききれば、吸うことを意識しなくとも空気は自然に入ってきます。息を吸うことよりも吐くことに時間をかけます。

意識して呼吸してみると、最初は5分続けるのも大変かもしれません。ポイントは、吸う時間を1とすれば吐く時間が2になるような目安で呼吸することです。4数えて吸ったら、8数えて吐きます。こうすれば、自然と深くゆっくりとした呼吸になり、呼吸の回数も減っていきます。

通常私たちが無意識にしている呼吸では、呼吸回数は1分間に12回ぐらいですが、腹式呼吸の場合は1分間に3、4回になります。ただし、この回数を意識する必要はありません。吐くことを意識すれば自然と回数は減ります。

息を吐くことを意識すると、副交感神経が優位になるというメリットもあります。実は息を吸うときと吐くときとでは自律神経のスイッチが切り替わります。息を吸うときは交感神経が優位になり、吐くときは副交感神経が優位になるという関係がありますから、口からゆっくりと息を吐いて、鼻から短い時間ですっと吸う。とくに、吐くことに集中すると、副交感神経が優位になってリラックスするのです。

また、腹式呼吸をすると、肺が大きくふくらみ、酸素を多く取り込むことができるという利点もあります。そのため血流がよくなり、細胞の隅々まで酸素が行き届くので、ミトコンドリア系の酸素呼吸がスムーズに行われて、エネルギー産生を促進できるのです。

腹式呼吸を5分も続けていけばセロトニン神経の活性化が始まり、リラックスの脳波であるアルファ波が出現してきます。腹式呼吸を行う時間は長くても30分程度を目安にしましょう。まずは、1日5分でもいいので取り組んでみてください。

呼吸をしながら自分に「大丈夫」と語りかける

ストレスを感じたときに試みてほしい呼吸法を紹介しましょう。

腹式呼吸をするときに、自分に「大丈夫」あるいは「まあ、いいか」という言葉を心の中で唱えるのです。これは、心の中で自分を安心させるための言葉です。自分がしっくりくるほうの言葉を選べばよいでしょう。

呼吸をしながら、不安や恐怖、絶望感の感情がわいている自分に対して「大丈夫」、怒りや不満、落胆などを感じている時は「まあ、いいか」とその感情が収まるまで何度も何度も語りかけるのです。

イメージとしては、自分の頭の中にあるアーモンドの形をした扁桃体から不安や怒り、焦燥感などが立ち現れてくるので、そこに対して外側の知性の部分から「大丈夫だよ」と子どもを諭すように語りかけるわけです。

これを気持ちが落ち着くまで5～10分ほど続けます。そして、最後にニコッと微笑みます。こうすることで、セロトニン神経が活性化するとともに、副交感神経優位の世界を引き寄せることができます。

その4　気を高める

気は「生命エネルギー」であり「細胞固有の波動」

昔から日本では「病は気から」という言葉があります。この場合の「気」というのは一般に「気分」とか「気力」を指すものと考えられますが、本来はもっと根源的な「生命エネルギー」を表わすものだといわれます。

生命エネルギーが十分に備わっていれば、たとえ病気になっても抵抗力や自然治癒力が働いて健康を回復することができます。ところが、気が不足すると病気になりますし、薬などで治療してもよい結果は得られません。

この古代から伝承されてきた東洋の「気」という概念は、西洋のドイツで生まれた「波動医学」ともかなり共通しています。

ただし、ドイツ医学では生命エネルギーに当たるものを「細胞が固有にもつ波動」だと理解しています。人間の細胞からは個々に特有の周波数をもつ波動が発信されており、その細胞が病気になると違う周波数に変わるといわれています。

実際、ドイツでは目に見えない波動というエネルギーを用いた波動療法（振動療法）が臨床の場でも行われています。波動送波器という治療器を使い、周波数が変化した異常細胞を見つけて、元の周波数の波動をかぶせて、共鳴させることで健康なときの周波数に戻すというのが波動療法の基本的な考え方です。

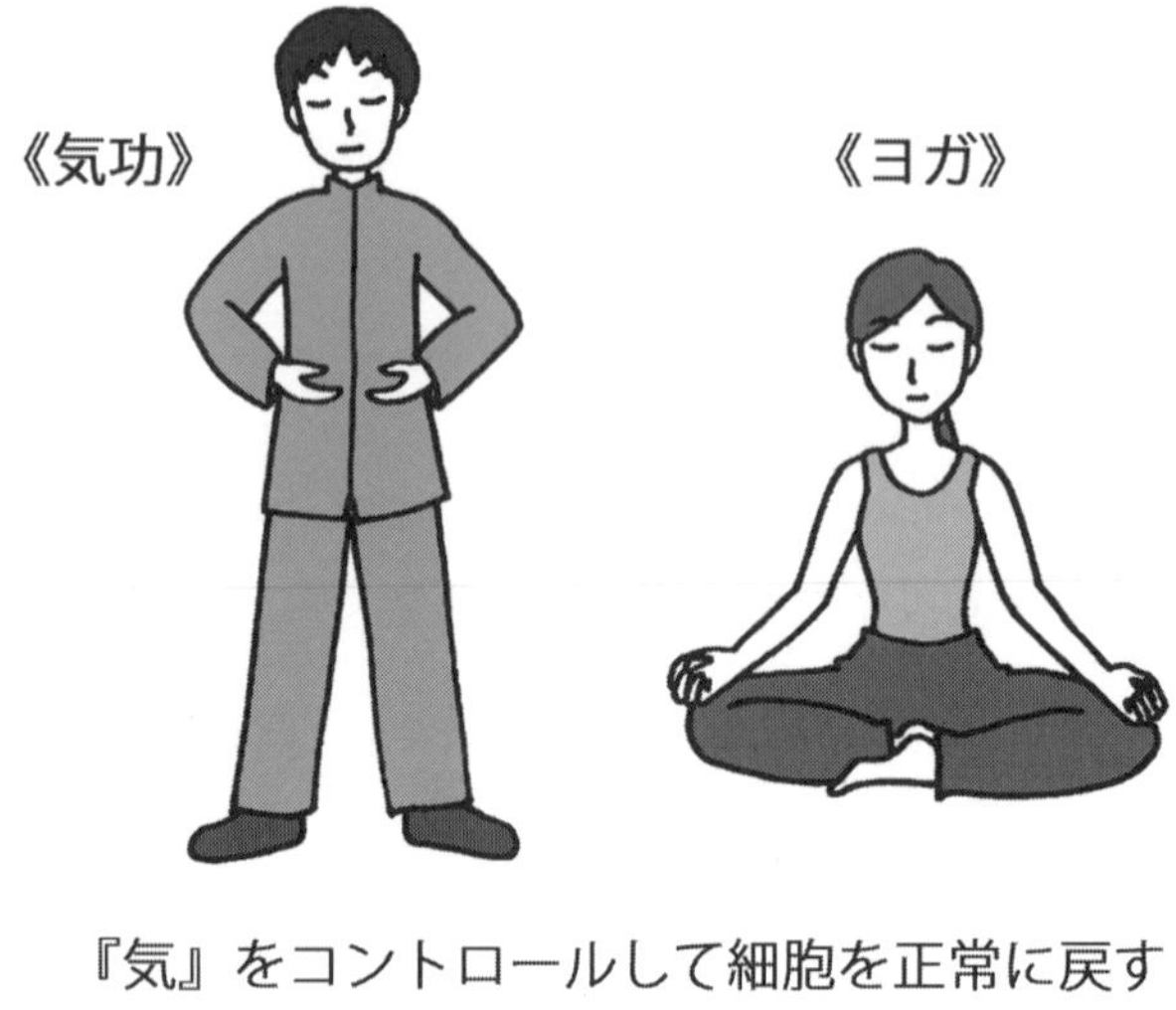

『気』をコントロールして細胞を正常に戻す

がんの治療においても、東洋医学ではヨガや気功などの方法で内側から気を流すことを重視し、波動医学では外部から波動をかけて健康な周波数に戻します。方法論の違いはあるものの、がん細胞を正常に戻すという一つの方法として意味があるのではないかと考えています。

気や波動という生命エネルギーは目に見えませんし、科学的にも実体はつかめていません。しかし、実体がどのようなものであれ、生命活動の根源的エネルギーを気あるいは波動という仮想概念で理解して生命や病気を総合的にとらえることは、物質としては未解明の自然治癒力や生命力といったものを理解するうえで大切な考え方だと思います。

生命エネルギーを高める方法

「気=生命エネルギー」を高めることで自然治癒力を向上させるにはさまざまな方法があります。いくつかの方法を簡単に紹介しましょう。

（1）ヨガ

ヨガはもともと古代インド発祥の修行法で、ポーズ（姿勢）や呼吸法、瞑想による精神統一を重視するものなどさまざまな種類があります。ヨガでは、私たちの体は大宇宙の波動と調和したときに健康が保たれると考えます。病気になるときは自分と宇宙の波が合っていないと考え、呼吸法や瞑想などを実施することでその波を自然界の物と合わせていくことがヨガの目的です。

アメリカの有名ながんセンターであるテキサス大学MDアンダーソンがんセンターでは、インドの研究施設と共同で、乳がん患者の治療計画にヨガを組み込むことの効果を6年以上にわたって研究しています。すでに臨床試験の最終段階に入っており、乳がんの標準治療が変わる可能性もあるといわれています。

また、2010年の全米臨床腫瘍学会では、アメリカ・ニューヨーク州のロチェスター大学メディカルセンターのグループが、ヨガががん生存者のQOL（クオリティ・オブ・ライフ、生活の質）の向上に役立つとの報告を行いました。

（2）気功

気功は基本的に調身（姿勢を整える）・調息（呼吸を整える）・調心（精神を整える）の3要素によって、内面的な生命エネルギーを高める方法です。

がんを治す目的の気功にはさまざまな種類がありますが、よく知られるのは帯津三敬病院・帯津良一名誉院長が築き上げた「時空」という方法です。これは、丹田（へそのやや下）を意識して呼吸する丹田呼吸法を核に、虚空と気の交流をして一体となることを重視しています。

また、がんへの効果が高いと世界的に評価されているのが「郭林新気功」です。開発者である中国の郭林女史は、がん細胞が酸素に弱いことに着目して、より多くの酸素を取り込む呼吸法を考案しました。この気功法は、呼吸しながら歩くことで酸素をたくさん取り入れ、自然治癒力を覚醒させます。

生きがい療法で知られる倉敷市・すばるクリニックの伊丹仁朗院長もこの気功法をがん治療に取り入れており、効果測定により免疫細胞の活性が高まることも確認しています。

気功法の一つ「ミトコンドリア呼吸法」も試してみてはいかがでしょうか。ミトコンドリアが活性化すると免疫力が上がりますが、呼吸法でミトコンドリアを元気にすることができます（詳しくはＨＰなどをご覧ください）。

（３）大自然に触れる

気、つまり生命エネルギーは人間だけのものではありません。それは生命体を生みだすエネルギーであり、自然界に充満しているエネルギーです。大自然に触れることでこうした生命エネルギーを自らの体に取り込み、自然治癒力が高まります。

これは気功の考え方にも通じるものです。大樹に抱きついたり、耳を当てて大樹の音を聞く、海を見に行く……。つらいときでも大自然に触れると、少しずつ元気が出るもので

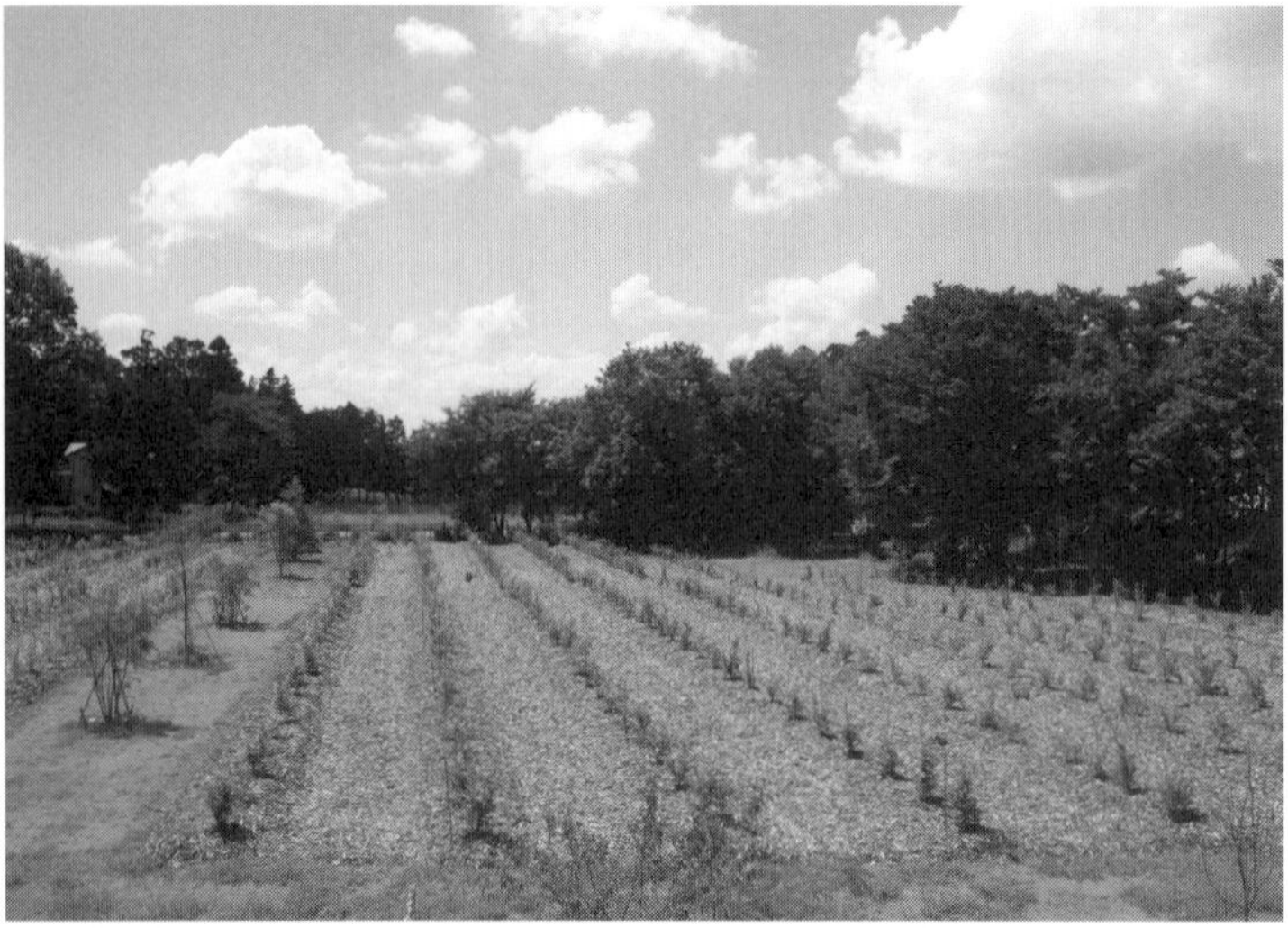

筆者が開設したブルーベリー園「くぬぎ野ふぁーむ」の風景（茨城県土浦市）

す。たまには普段の生活から離れて自然界のパワーを吸収しに出かけてみてはいかがでしょうか。

（4）好きなことに熱中する

人は、自分の好きなことに熱中しているときはつらいことを忘れています。何かに集中しているときは痛みも薄らぎます。喘息患者には好きなことに熱中しているときは発作が出にくいという特徴があります。がんにもこれと同じことがいえます。

ノーマン・カズンズという有名なアメリカ人ジャーナリストは、病室に自分の大好きなコメディのビデオを持ち込んで難病を克服し、『笑いと治癒力』という著書を発表して精神神経免疫学（ストレスや心理状態が神経系・免疫系にどう関与するかを研究する学問）を発展させるきっかけをつくりました。

病気のことを忘れるくらい何かに熱中することも、痛みを減らし、自然治癒力を高めてくれます。

その5 ストレスから身を守る

がんの大きな原因は「慢性的なストレス」

私たちは普段なにげなく「ストレス」という言葉を使っています。本書でも頻繁にこの言葉が出てきます。では、ストレスとは何でしょうか?

1936年にストレス学説を提唱したカナダの生理学者ハンス・セリエ博士によると、ストレスとは、外部環境からの何らかの刺激によって生体に起こったゆがみの状態を指します。

そして、心身両面にストレスを引き起こす要因のことを「ストレッサー」(ストレス刺激)といいます。ストレッサーは、物理的ストレッサー(温度、騒音など)、化学的ストレッサー

（排気ガス、薬物、タバコなど）、生物学的ストレッサー（細菌、ウイルスなど）、心理的ストレッサー（怒り、不安、不満、悲しみなど）、社会的ストレッサー（配偶者の死、失業など）の大きく5つに分類されます。

このように、ストレッサーは日常生活の中にあふれていて、多くの人がストレスを感じています。「ストレスなんかなければいい」と誰もが思うでしょう。しかし、ストレス刺激が全くないとどうなると思いますか？

ある実験によると、体温調節機能は低下し、暗示にかかりやすくなり、幻覚・妄想が起こることもあるのです。つまり、私たちが心と体のバランスを保つには、適度なストレスは必要だということです。

問題になるのは、「ストレスが長期にわたって続く場合」や「ストレッサーが多すぎて適応できない場合」です。

人間の体は、神経系、内分泌系、免疫系という3つのシステムが連携して健康を維持しています。ところが、ここに外部から対処できないストレス刺激が加わり、これらのバランスに乱れが起こると、体調が悪くなりさまざまな病気や症状を引き起こします。

たとえば、ノルアドレナリンは人体がストレスに対して反応する際に分泌されるホルモンで、ストレスが過剰になると分泌量も増えます。通勤電車に乗ると血中のノルアドレナリンが65％上昇したという実験もあります。

ノルアドレナリンは体を活動状態にするには欠かせない脳内物質ですが、血中のノルアドレナリンの高い状態が慢性的に続くと、白血球の中の顆粒球が増えて活性酸素が高くなり、リンパ球が減ってがんに対する免疫力が下がります。

また、同じようにストレスに対処するために分泌されるコルチゾールというホルモンがあります。ストレスホルモンとも呼ばれます。

ある実験で、12メートルの塔からパラシュートで飛び降りたところ血中のコルチゾールが2倍以上上昇したと報告されています。血中のコルチゾールが慢性的に高いと、やはりリンパ球が減って免疫力が下がります。

このように、慢性的なストレスが原因による病気の最たるものが実は「がん」なのです。

ストレスとp53遺伝子

一説によるとストレスの発がんリスクは1日2箱分の喫煙にも匹敵するといわれています。では、ストレスがどのように心身を蝕み、がんを発症させるのでしょう？

まず、ストレスを強く感じる出来事が起こったとします。これに対して、受け流すことができたり、必要以上に深刻に考えなければ心身の負担になることはありません。

ところが、この出来事に対して不健全なとらえ方をしてしまった場合、ストレスは蓄積していきます。がんを発症する人の多くがこうしたストレス気質を持っています。

そして、恐怖、不安、怒りといった感情的ストレスが続いていくと、その悪影響は肉体的ストレスとなって波及します。すると、自律神経系や内分泌系、免疫系の3つのシステムがうまく働かなくなります。その結果、病気を発症してしまうのです。これが、ストレスが心身を蝕むプロセスです（図40）。

とくに、がんになる人にある程度共通するストレスがたまりやすい思考パターンがあります。否定的な感情（不平、不満、不安、心

ストレスが心身を蝕むプロセス　図40

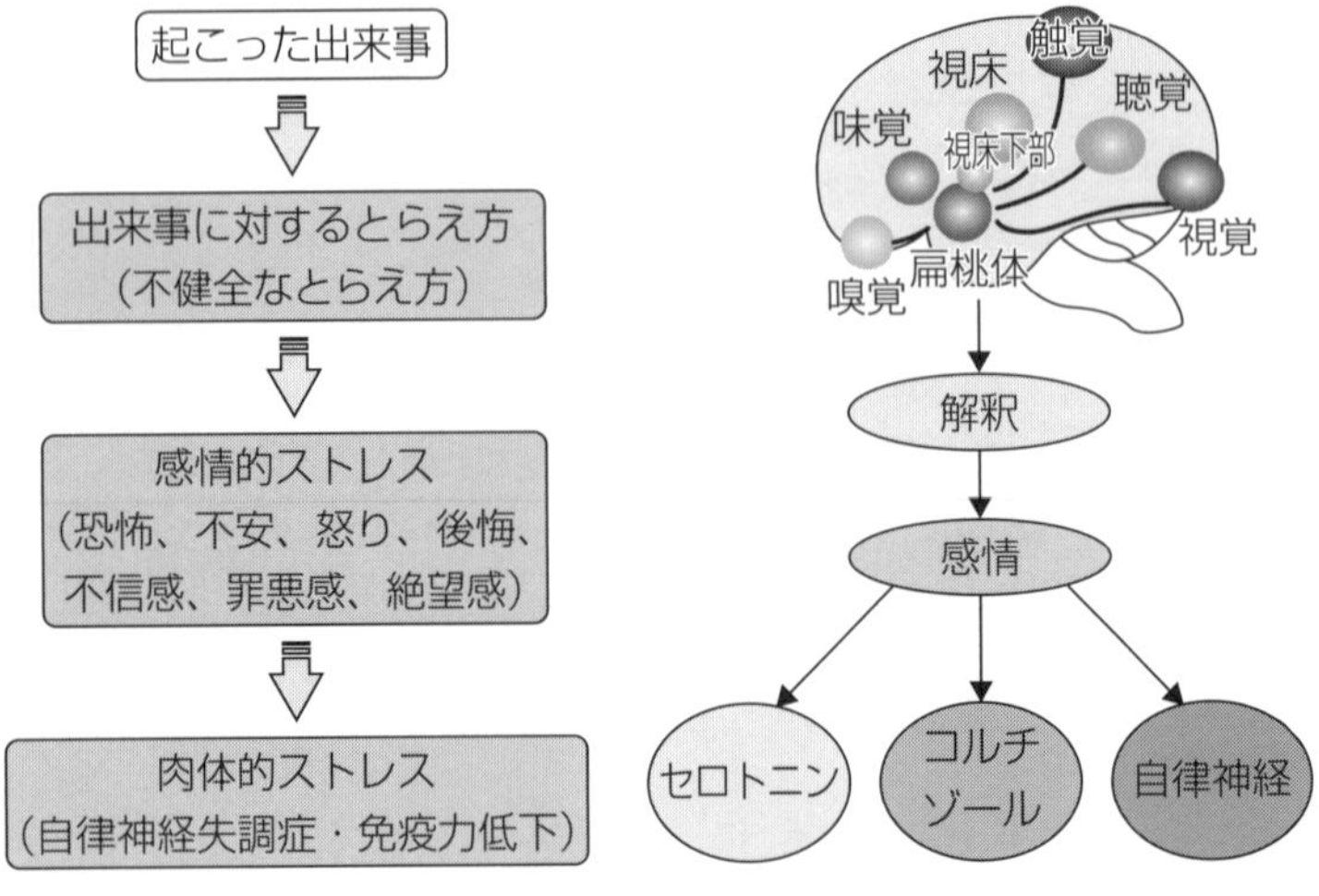

p53遺伝子に対する認知行動療法の効果　図41

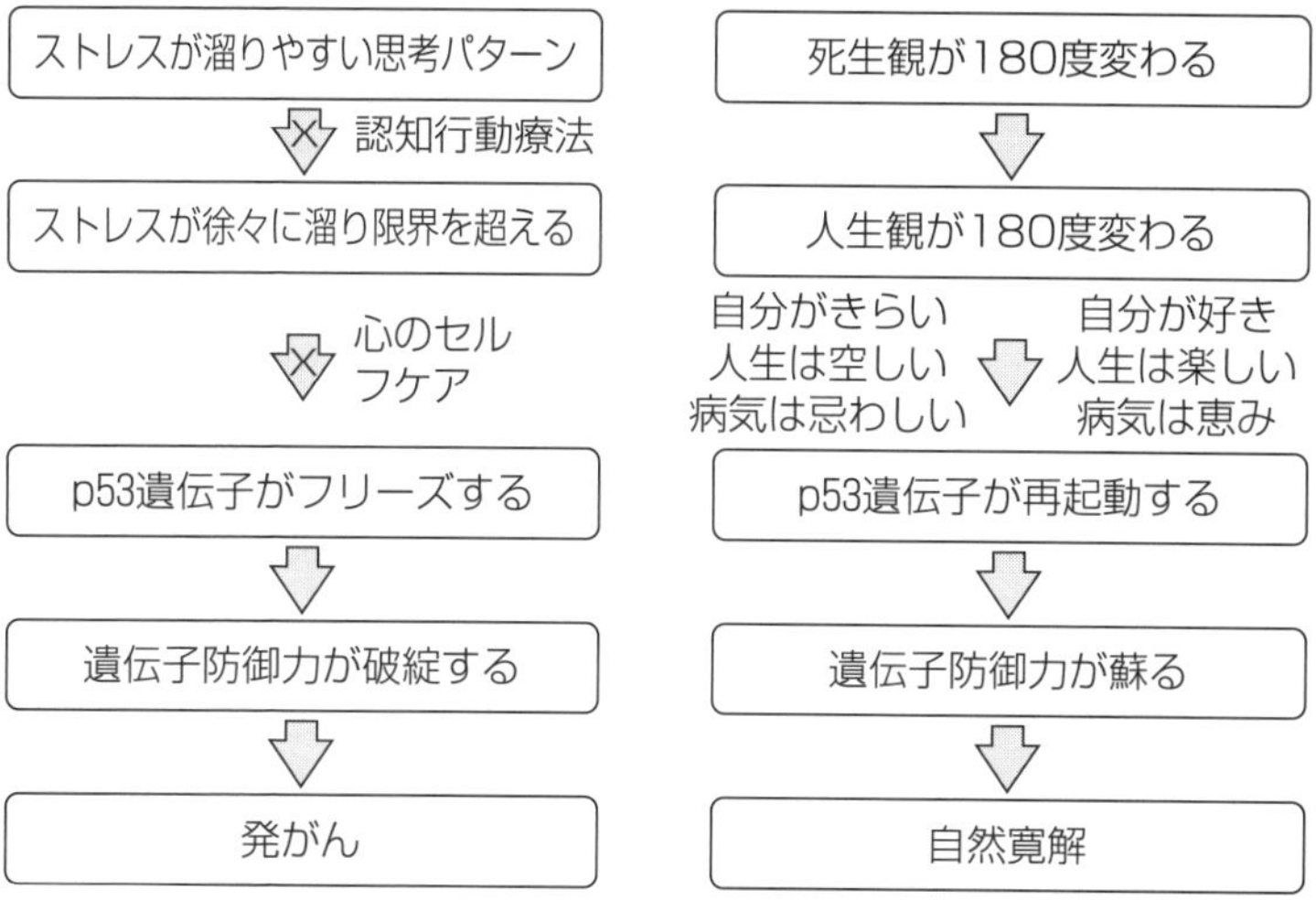

配、恐怖、憎しみ、恨み、絶望感など）を持ちやすいということです。ストレスはこうしたネガティブな感情から生まれます。

ネガティブな感情は即座に細胞に伝わり、細胞を傷つけるため、自然治癒力を低下させるだけでなく、自己防衛にかかわる遺伝子にも影響を与えてがんになるという明らかなメカニズムがあります。

私たちの体の中でがん細胞の増殖にブレーキをかけているものの一つが「p53遺伝子」に代表されるがん抑制遺伝子です。

ところが、ストレス状態が慢性的に続くとこのp53遺伝子がフリーズしてしまい、がん細胞の暴走を止めることができなくなります。その結果、がんを発症してしまったり、がんが悪化したりします。

これを防ぐために必要なのが、ストレスをうまく発散する方法や認知行動療法、心のセルフケアなどです。しかし、こうした手立てがなく、ストレスが長期に続いて限界を超えてしまうと、p53遺伝子のスイッチがオフになり、遺伝子による自己防衛力が破綻してしまい、発がんにつながるわけです。

しかし、p53遺伝子はいったんフリーズしても再起動させることが可能です。そのためには、がんを自ら招いた生き方・考え方を大きく変えることです。人生観や死生観が変わり、心の平安を保てるようになるとp53遺伝子のスイッチは再びオンになります。その結果、がんが縮小または消失することも期待できるのです（図41）。

ストレスコーピングを身につける

がんを予防し、また克服するためにはストレスを蓄積させないことがいかに大切であることがおわかりいただけたかと思います。

ストレスと上手に付き合っていくためのポイントになるのが「ストレスコーピング」です。コーピングというのは「対処法」「適切に対処する」という意味です。つまり、ストレスコーピングはストレスへの対処行動です。

心理学的に効果があるとされているストレスコーピングのスタイルには、次のようなものがあります。

（1）問題解決

問題点を明確にしてストレッサーそのものに働きかけてそれ自体を変化させたり、自力で克服しようとするコーピングです。

（2）社会的支援

家族や知人に協力を求めたり、コミュニケーションや相談などによってストレスに対処するものです。

（3）逃避・気晴らし

趣味に没頭したり、旅行に出かけたり、問題からしばらく遠ざかって忘れることです。

（4）認知的再評価

直面している問題に対して自分の考え方や感じ方を変えることです。

（5）リラクゼーションなど

呼吸法や入浴、アロマテラピー、メディカルハーブなどでリラックスし、ストレス解消を図る方法です。休息や睡眠、運動などもコーピングの一つです。

その6

ここちよいものに目を向ける

生きがいを再発見する

私たちが生まれてから死を迎えるまでの人生の目的は何でしょう？　それは「幸福」を経験することです。「幸せになりたい」ということは人間がもつ最もベーシックで純粋な欲求であり、人間の本性です。

私たちががんと診断されたときに最も大事なことは「本性に還る」ことです。自分が本来歩むべき道に戻り、改めて自分にとっての生きがいは何かを考え、幸福を追求していくことが必要なのです。

言葉を変えると、それは「自分にとって、よいものは何か」に目を向けることです。ところが、がんにかかると「なぜ私がこんな辛い目に会わなければいけないのか」「これからどんどん悪くなっていくにちがいない」といったネガティブなことに目を向けてしまいがちです。

そうではなく、「健康を取り戻すにはどうしたらいいか」を考え「私は必ず元気になれる」と信じて、あなたに喜びや生きがいや充足感をもたらしてくれるものを積極的に取り入れていくことが大切です。この姿勢をもつことができれば、それだけで生命力は強くなります。

誰もが、忙しい日々のなかで、やりたくても諦めてきたことがたくさんあるはずです。子どもの頃の夢も忘れ、懸命に働いてきたのでしょう。しかし、あなたの人生は本当にそれでよかったのでしょうか。

自分にとっての生きがいや本当の喜びは何なのかを考え、人生の優先順位を見直すことも必要です。がんという病を得た機会に「あり得たかもしれないもう一つの人生」を取り戻してみてはいかがでしょう。

気のおけない仲間と楽しい時間を過ごす、かつて趣味にしていた絵をもう一度描いてみる、忙しくて行けなかった旅行に行く……忘れかけていた何かを思い出してみてください。

あるいは楽器を弾くのが夢だったという人はこれから始めてみてはどうでしょう。

仕事が生きがいだというのであれば仕事に没頭してもいいと思います。人は好きなことをしているときは疲れや苦しみを忘れ、驚くべきパワーを発揮するものです。

人間は喜びがもたらされたとき、体内でさまざまな化学物質がつくられて免疫力が高まり、自らを治癒に向かわせることが神経科学者キャンディス・パート博士らの研究で明らかになっています。

事実、ここちよいものに目を向けたことで自然治癒力が高まり、がんが縮小したり自然消失する例は世界中にたくさんあります。

がん患者さんは「何が何でもがんを消さなければ」「死ぬわけにはいかない」と考えがちです。しかし、それがストレスになっていることにも気づいてください。

がんがあろうがなかろうが人間はいつか死を迎えます。であれば、死を避けることばかりにとらわれず、いまこのときを楽しく生きるように意識を転換してみてはいかがでしょうか。

「喜びリスト」をつくる

後述しますが、サイモントン療法では、癒しへの道を歩むためのスタートとして、「自分の人生に喜びや深い充足感をもたらすものを最低5つリストに挙げる」ことを最初の課題にしています。これは「喜びリスト」と呼ばれています。ところが、がん患者さんの多くはこの質問に即答することができません。

自分の人生に喜びをもたらすものに気づくこと――それが、がんを克服するための第一歩です。サイモントン療法で実践する「喜びリスト」のつくり方を紹介しましょう。

1冊のノートを用意し、自分の人生に喜びを与えるもの、深い充足感を与えるもの、人生に意義を与えるもの、または単純にワクワクするものを最低5つ挙げてください。リストの中身は多ければ多いほどよいでしょう。その数が健康のバロメーターです。

リストの内容は、家族や大切な人との時間、友人との時間、自然と触れ合う時間、運動、仕事、温泉、旅行、音楽鑑賞、観劇、買い物、おしゃれなど何でもかまいません目を閉じてその光景を思い浮かべるだけでワクワクしたり、幸せな気持ちになることをなるべく具体的に書いてください。それは、現在のことでも、昔の経験でもあるいは想像上の体験でも構いません。

自分にとって楽しいことが起きているとイメージすると、そのエネルギーが自然治癒力となって自分自身を癒しに導きます。体調が悪く実際にそれらの活動ができない場合は、喜びを与えてくれるものをイメージするだけでもよいのです。

たとえば、多くの人が、実際に旅行に行くことより、旅行の計画を立てることに喜びを感じるといいます。実際にそれらの活動ができなかったとしても、取り組んでいる自分をイメージすることで同じような効果が得られます。

その7

他の患者さんとつながる

患者会などのサポートグループに参加する

がん患者さんは多かれ少なかれ、みな孤独を感じています。セルフケアを継続するときの最大の妨げになるのがこの孤立感です。こうした孤独を癒し、セルフケアを支援してくれるのが患者会などのサポートグループです。

がんと一人で闘うのではなく、同じ仲間と一緒にがんと向き合う。患者さんにとってはそうしたソーシャルサポートの人たちがいる場合のほうがはるかに病気の経過が良いのです。

そして、こうした語らいのコミュニティそのものが病気によい効果を与えることがわかっています。サポートグループに積極的に参加して「癒し」と「情報」を得ることをおすすめします。

参考までに、いくつかのがん患者会について紹介しておきます（図42）。

がん患者会　図42

日本ウェラー・ザン・ウェル学会

「ガンの患者学研究所」が運営母体となったがん患者と家族の会。会の名称には「人は、がんになる以前よりもはるかに心身ともに健康で幸せな人生を送ることができる」というメッセージがこめられている。
神奈川県横浜市　TEL 045-962-7466　FAX 045-962-2116

蘇生会

酵素栄養学に基づく健康養生法、無肥料・無農薬作物の普及、生命力が輝く生き方の研究など現代社会のなかで、ゆがみを生じた心身を蘇生させることを理念に活動。
神奈川県横浜市　TEL 045-949-1839　FAX 045-949-6753
takino@nagomi-co.com

どんぐりの会

1988年、がんの部位を問わない患者会第1号として発足したがん患者と家族、遺族の会。第3日曜定例会、会報発行、レクリエーション、シンポジウム等を開催。
東京都日野市　TEL/FAX 042-584-9826
info@dongurinokai.jp

がんを治す情報サロン「憩いの森」

大阪で発足した、がんの治し方を学ぶ元患者・患者とその家族のボランティア団体。がんを治した人が自身の経験を生かし、患者とその家族に対して、学習と交流の場を提供している。毎回、がんを治した人を迎えてセミナーを開いたり、患者交流会などを行う。
大阪府大阪市　080-3853-1139（事務局）
ikoinomori@iris.eonet.ne.jp

他の患者さんから勇気や気づきをもらう

このように同じ病気の患者さん同士が互いに話し合い、悩みを相談し合うなかでストレスを取り除き、病気と闘う勇気を得ていく方法を「グループ療法」といいます。グループ療法は、がん患者さんの新しい療法としてスタートしたものです。

同じがんという病気で治療中の患者さんが集まり、素直に心を開いて闘病の苦しみや悩み、不安などを互いに語り聞くことで共通の意識が生まれます。それはおそらく「同志」とも似た感情でしょう。そんな関係を通して病気と前向きに付き合うことができるようになります。

家族ではわからないことも、同じ境遇の患者さん同士で話をすれば共感を得られますし、それが大きな癒しになります。もちろん、涙で語られる場面もありますが、笑いもありますし、互いに頑張ろうという連帯感も生まれます。

１９９０年頃にアメリカでがんのグループ療法に関する２つの研究が行われました。

１つは、スタンフォード大学のスピーゲル博士らの研究です。

遠隔転移した乳がんの患者さんを２つの集団に分け、両方に医学的治療を行うとともに、一方には患者さん数名と精神科医、ソーシャルワーカーが同席する週1回のグループ療法を行いました。これを1年間で50回続けたところ、グループ療法を行った集団では生存期間が約2倍に延長していました。

もう1つの研究は、カリフォルニア大学（UCLA）のファウジー博士らによるものです。悪性黒色腫の患者さんを数人ずつの2つの集団に分け、一方には通常の外科治療、もう一方には外科治療に加えて6週間で6回のグループ療法を行いました。

グループ療法の内容は、決められたテーマの話を聞いたり、リラクゼーションの方法を学ぶものです。その結果、グループ療法を行った群ではNK細胞活性など免疫機能が向上し、6年経過した時点で再発率と死亡率が明らかに少なかったことが報告されました。

患者会に限らず、同じ境遇の患者さんと知り合って交流することにも効果があります。その際、悪い話はできるだけ聞かないようにし、お互い希望を語り合うことが大事です。がんが治った人の体験を知って希望をもつことも、自然治癒力を高めるきっかけになります。「がんは不治の病」という固定観念を捨て、自然退縮例に目を向けて、「がんは治るもの」という希望をもつことが大切です。

ただし、サポートグループとの相性もありますし、グループに対する患者さん自身のニーズは時とともに変化します。そのサポートグループが自分に合っていれば、そこに参加することで気分がとてもよくなるはずです。

そのサポートグループが自分にとって効果的でなくなっているかどうかの目安は、サポートグループに行きたくないという気分が出てくるかどうかです。

もし、行きたくないと思ったら、それがやめるべきサインです。サポートグループへの参加がストレスになってしまったのでは本末転倒です。優先すべきはあなた自身の健康であり、心地よさです。

その8 がんの心理療法を利用する

イメージの力でがんを治す「サイモントン療法」

自分の力でストレスコーピングができればそれに越したことはないですが、一人の力には限界があります。そこで、必要になってくるのががんの心理療法を利用することです。ただし、心理療法にどこまでアクセスするかは自己選択・自己決定・自己責任が原則ですので、ここでは概略のみを紹介します。興味のある方はＤＶＤや本などで勉強してみることをおすすめします。

がんの心理療法の一つが、これまでにも繰り返し紹介している「サイモントン療法」です。

サイモントン療法はアメリカの心理社会腫瘍学の権威カール・サイモントン博士が開発したもので、がん患者さんとその家族のためのヒーリングプログラムです。サイモントン博士はもともと放射線腫瘍医としてがん治療の第一線で活躍していました。

ところが、多くの患者さんの治療を重ねていると、同じような症状の患者さんでも、回復力に大きな差が見られるという矛盾を目の当たりにし、自分の施す医療に行き詰まりを感じるようになります。

ステージや病状が同じがん患者さんに同じ治療をしても、健康を取り戻す患者さんと死を迎える患者さんに分かれるのです。考察の結果、患者さんの精神・心理状態が病気や治癒のプロセスに大きな違いを生むことを認識します。

そして、生きる希望をもっている患者さんのほうがそうでない患者さんより生存率が高いこと、絶望感に苛まれながら治療を続ける患者さんよりも希望をもって治療に望む患者さんのほうが病気の回復が早いことを明らかにしました。

そこで、サイモントン博士は精神・心理面を強化するのに有効な体系的プログラムを開発します。それがサイモントン療法です。

サイモントン療法は、がんの「認知行動療法」に位置づけられます。

認知行動療法とはどのような治療法なのでしょうか？

私たちは、自分ではなかなか気づきませんが、それぞれ考え方の「クセ」や「パターン」というものをもっています。自分の物事のとらえ方のクセを知り、認めて、それをさまざまな具体的な方法（カウンセリング、メンタルセルフケアなど）によって変えていく心理療法が認知行動療法です。

がんの認知行動療法では、ネガティブな感情的ストレス（不安、恐怖、絶望感など）を減らすことで、免疫力の向上をねらいます。さらに、がんをメッセンジャーととらえ、自らの生き方・考え方を変えて人生の優先順位を見直すことで、フリーズしていたがん抑制遺伝子のスイッチをもう一度入れることにあります。

サイモントン療法は「病気は本来の自分に戻るためのメッセージである」という考え方を基本に、患者さんが心の平安や幸福感を感じながら希望をもってセルフケアを行うことを重視します。

その核になるのは、否定的な感情が人々の生体に及ぼす影響に目を向け、その感情をコントロールするために、感情の原因となる物事のとらえ方を不健全なものから健全なもの

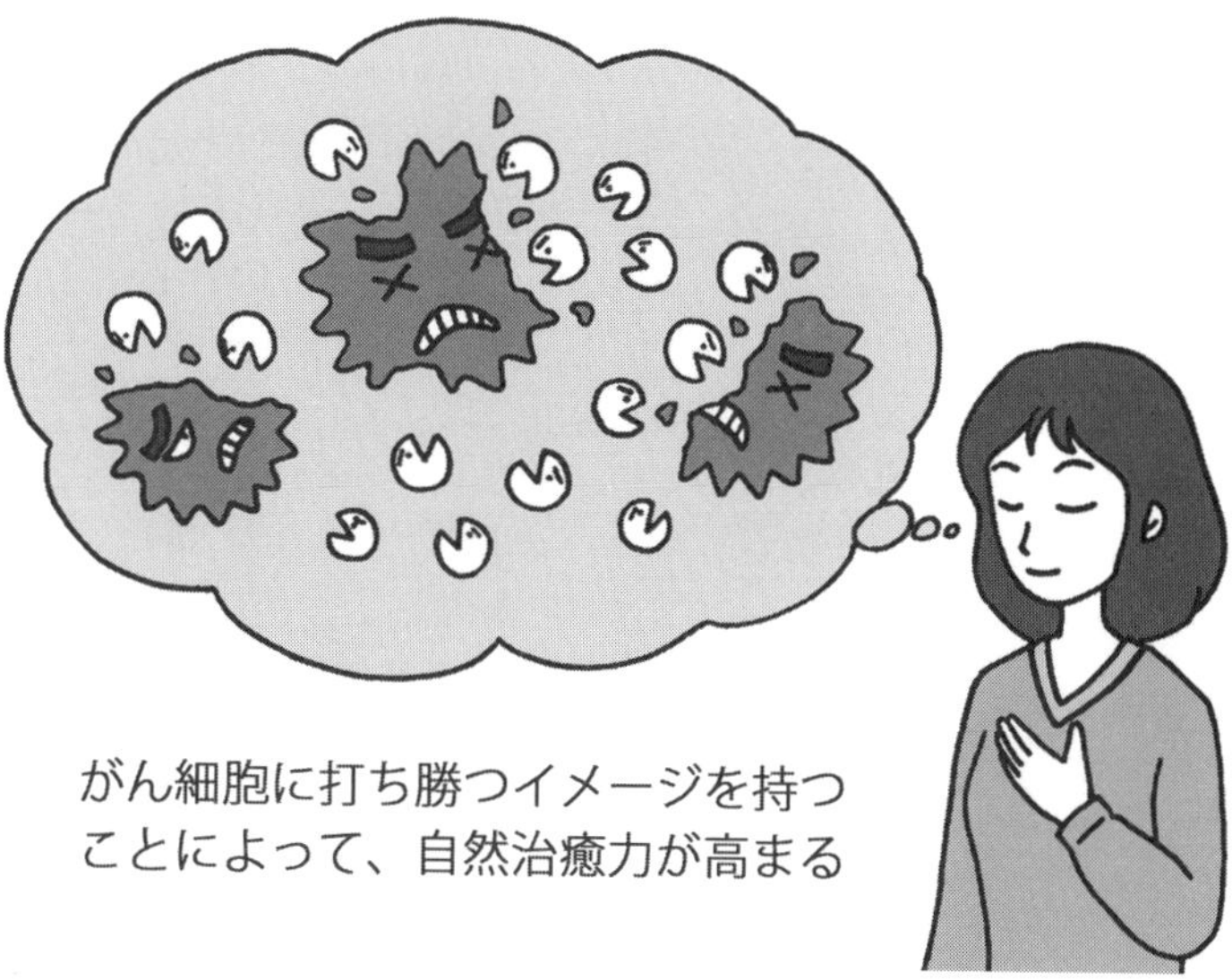

がん細胞に打ち勝つイメージを持つことによって、自然治癒力が高まる

に変える「ビリーフワーク」（不健全なイメージを健全なものに書き換えるエクササイズ）という作業です。

手法としては、「グループカウンセリング」「セルフケア」「イメージ療法」などを駆使します。とくに大きな特徴は、がんという病気を「イメージの力で治す」ことです。

がん患者さんの病気に対するとらえ方・考え方を明るく希望的なものに変えることで、その人がもつ免疫力、自然治癒力を高めてがんを克服するのです。

方法はイメージトレーニングに似ています。心と体をゆったりとリラックスした状態にし、自分の体が自然治癒力を発揮し、がん細胞を消していくところをイメージします。

イメージはきわめて視覚的・具体的で、絵

を描いたり、免疫作用でがん細胞が死滅していく映像を見たりします。これを毎日繰り返すことで潜在意識にプラスのイメージを徹底的に刷り込んでいきます。

なお、サイモントン療法は、サイモントン博士から直接または認可されている機関（日本ではNPO法人サイモントンジャパン）で正式にトレーニングを受け、認可を受けているセラピストのみ行うことが許されています。

ストレス気質を変えていく「SAT療法」

同じように、がんの認知行動療法にSAT療法があります。これは、1995年に筑波大学大学院・宗像恒次教授が開発した心理療法で、第三世代の認知行動療法といわれます。SAT（Structured Association Technique）は構造化連想法と訳され、構造化された問いかけによって問題解決脳である右脳を活性化し、意識でのひらめきを用いて、問題解決の方法や新しい生き方への気づきを促します。

SAT療法の特徴は1対1カウンセリングによるイメージ療法です。〈系統だった方法でイメージによる連想を構築することで、その人のトラウマ情報の意味を変え、さらに生まれ持ったDNA気質をベースにした「本来あるがままの自分」を理解してもらうことで、その人の人生を幸福な方向に導くセラピー手法〉（『自分のDNA気質を知れば人生が科学的に変わる』宗像恒次著より）と位置づけられています。

患者さん本人の人生に向き合う態度や考え方、それに伴う行動を変えていくことで、がん克服に重要な免疫力を高めることを目的としています。

具体的な方法は、まず遺伝的気質を知ることから始まります。右脳に重点的に働きかけることで、その人の内側に眠っているイメージを思い起こさせます。とくに、がんに強い影響を与えるストレス気質である「執着気質」と「不安気質」に注目します。

さらに、退行催眠法（患者さんを半覚醒のトランス状態に誘導し、意識を生まれる前の状態に戻るよう暗示を与える催眠術）という技法を用いて胎内期のストレスイメージ（胎内感覚）を確認し、そのトラウマを払拭します。

そのうえで、患者さん自身の「あるがままの自己イメージ」を取り戻すことで、「免疫防衛力（リンパ球）」や「遺伝子防衛力（p53遺伝子）」を改善するのです。

SAT療法の大きな特徴は血液検査データをチェックしながら行うことです。「免疫防衛力」の指標はリンパ球やNK細胞の状態、「遺伝子防衛力」の指標がp53遺伝子などのがん抑制遺伝子です。つまり、患者さんの心の変化が免疫力や遺伝子にどう影響するかを数値で確認しながら進める実践的な科学です。

その9

イメージを上手に活用する

がん細胞は本来弱くて不安定な細胞

「がんは怖い病気」「がんは不治の病」といったイメージをもっている人は少なくないと思います。私たちががんを怖れるのは、痛みや苦しみをもたらす攻撃者だという社会通念があるからです。

「がんは強くて攻撃的な細胞」と思われていますが、実際にはがんは正常細胞を攻撃することはありませんし、本質的には弱くて不安定な細胞です。がん細胞は、遺伝子のミスによって誤った情報を得たために、本来死ぬべきときにアポトーシスできずに増え続ける細胞です。

サイモントン博士は、細胞のメカニズムとして最も似ているのは脂肪細胞だと指摘しています。しかし、脂肪細胞を怖れる人は誰もいません。がんのイメージを絵にしてもらうと、しばしば黒くてトゲトゲしい凶暴な細胞をイメージして描かれます。しかし、実際のがん細胞は白く不安定な印象の細胞です。

一方、脂肪細胞を絵に描くとしたら白っぽく丸いものをイメージするのではないでしょうか。このように、がん細胞に対するイメージというのは事実とはかけ離れたものであることがわかります。

私たちの心と体は密接に結びついています。思考は体に強く影響を与えます。「がんは攻撃的で恐ろしい細胞」という思い込みがあると、いつのまにか私たちはそのイメージどおりの結果へと引きずられてしまうのです。まず、がんに対する正しいイメージをもつことが治癒への第一歩です。

がん細胞が消えていくことをイメージする

1971年にサイモントン博士が初めて心理的介入を行った患者さんは進行性の咽喉がんでした。放射線治療を受けていましたが、実際には医学的にもはや打つ手はないという状況でした。サイモントン博士は患者さんと話し合い、放射線療法に心理療法を併用することにしました。

この患者さんは釣りが大好きだったのですが、がんと診断される数年前から多忙だったためリラックスできる釣りは全くできなくなっていました。サイモントン博士は、患者さんにベッドの中で釣りをしているイメージを描いてもらいました。

患者さんは実際に釣りをしているときより大きな魚が釣れるイメージをもったので、より喜びが大きくなったということでした。サイモントン博士は患者さんに、その喜びのエネルギーが免疫力を高めて、がんを消していくというイメージを繰り返し描いてもらったのです。

さらに、放射線が正常な細胞とがん細胞をきちんと区別して、がん細胞だけに作用するようにイメージしてもらいました。「がん細胞は弱く不安定な細胞で、免疫力と治療の効果で確実に消えていく」ということを視覚的にイメージしたのです。

こうしてイメージ療法を行ったところ、1カ月後にはその患者さんのがんが消えてしまったのです。この患者さんの体験をきっかけにサイモントン博士はイメージ療法の効果を確信しました。

本来、がんを治す力は誰にでも備わっています。その力の根源は生命エネルギー（気）です。イメージによって気に影響を与えることで、私たちの自然治癒力は驚異的に高まるのです。このことをまず認識しましょう。そして、自分が本性に還ることで生命エネルギーのバランスを整え、高まった免疫力ががん細胞を排除していく様を具体的にイメージしていくのです。

古代ギリシアの医師ガレノイスは、がんの治療にイメージ法が有効であると記しています。その際に大切なこととして次の3つを挙げています。

①病気を治癒し得るものとイメージする

②自己治癒力がきちんと備わっていて働いていることをイメージする

③治療が効果的に働きかけていることをイメージする

正しいイメージがプラセボ効果を高める

なんらかの治療に取り組む際にもイメージは大事です。その治療に対してどういうイメージをもっているかで効果には歴然とした差が出てくるからです。

いま行っている治療にネガティブなイメージをもっているのだとしたら、そのイメージを正すか、あるいは別の治療法を検討する必要があります。治療に対するイメージが病気の進行や治療過程に大きな影響を与えることは医学の現場でも常識となっています。

前述した「プラセボ効果」です。

現実に、医療とプラセボ効果は分かちがたく結びついています。プラセボ効果はあらゆ

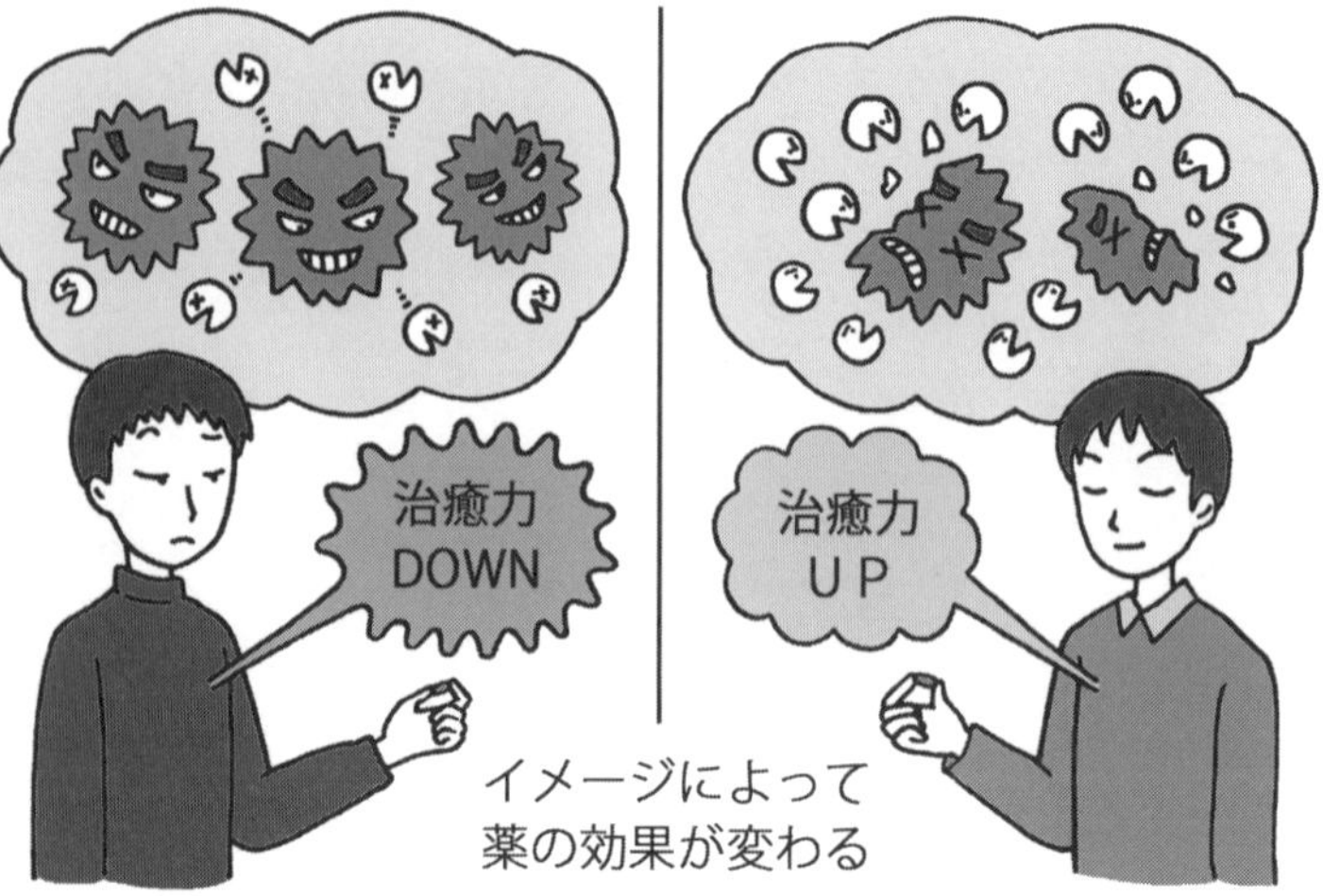
治癒力
DOWN
治癒力
UP
イメージによって
薬の効果が変わる

る治療行為で数十%、場合によっては60%の割合で有効性を発揮するといわれています。

臨床試験などである治療法を検証する際にはプラセボ効果は「雑音」であり、排除すべき対象です。しかし、がんの治療にこのプラセボ効果を利用しない手はありません。正しいイメージは治療に信頼感と安心感を与えます。

プラセボ効果が期待できるということは、がんの患者さんにとってはきわめて大きな希望であるといえます。

自分の意思で選択し現在行っている治療が、自己治癒力の強力なサポーターとなって効果的にがんに働きかけ、がんを消していくと信じ、「がん細胞だけにきちんと作用し、正常細胞は傷つけない」とイメージしましょう。

望む結果をイメージすることが好結果をもたらすのです。

そして、「いま自分がやっていることは自分を健康にしている」「がん細胞の性質を変化させて正常細胞に戻している」と信じれば信じるほど有効性は高まります。

その10　自分の気質を知る

生来のＤＮＡ気質を理解する

人間の生き方というものは、持って生まれたＤＮＡによって、あらかじめ方向づけられています。つまり、生き方の方向性はＤＮＡの働きによってもたらされているのです。これを前述のＳＡＴ療法の世界では「ＤＮＡ気質」といいます。

自分のＤＮＡ気質を理解し、その気質をあるべき方向に導いてやれば人は幸福な人生を歩めます。しかし反対に、生来のＤＮＡ気質に反した無理な生き方を続けていると心身に不都合が現われます。もちろん、がんもその一つです。

このようにＤＮＡ気質に逆らった無理な生き方をしてがんになった人にＳＡＴ療法を施

して「ありのままの自分」を発見してそれを活かすように促すと、ＤＮＡの働き方が変わって、ｐ53遺伝子などのがん抑制遺伝子のスイッチが入ることがわかっています。

ストレスをはじめとする心理的な要因ががんに強く影響することはすでに述べました。ストレスという「負のエネルギー」ががんという病気をつくっているのです。

がんを発症するきっかけになるストレスは、もちろんそれぞれの患者さんで異なります。しかし、がんにかかりやすい人にはある共通する心理傾向のあることがわかっています。それは、ほとんどすべての人が、自分の感情を押し殺すような生き方をしている、あるいは怒りなどネガティブな感情に支配されているということです。

これは、ＤＮＡ気質でいうと「執着気質」や「不安気質」といったストレスが蓄積しやすい気質のネガティブな側面が極端に強調された心理傾向です。

ＤＮＡ気質というものは長所と短所が表裏一体で現われます。同じ気質でもそれが正しい方向で活かされれば長所になりますが、その気質が強調されすぎると逆に短所になります。がん患者さんは自分のＤＮＡ気質が過剰に現われており、自分の感情を素直に表現できなくなっているため、いつも強いストレス状態にあります。このストレス状態が長く続くと、体に活性酸素の大量発生などが起こって、がんという病気を発症するのです。

つまり、がんの発症とは、「生き方を変えるように」という自分の体からの警告だと考えることができます。それまでの生き方・考え方を見直して、「ありのままの自分」を取り戻すことで、がん抑制遺伝子のスイッチが入り、がんを克服することができるのです。

ストレス気質への自己対処法

がん患者さんに共通するストレス気質は「不安気質」と「執着気質」です。では、こうしたDNA気質に対してどのようにアプローチすればよいのでしょう。

「不安気質」というのは、ちょっとしたことにも緊張し、恐れを感じる心理傾向の持ち主です。いわゆる怖がりタイプで、日本人の7割はこの気質をもつと考えられています。

特徴は、神経質、心配性、抑うつ的、引っ込み思案、自分に自信がもてない、思い込みが強い、一度不安になるといろいろ悩んでしまう、疑いが生じると妄想的になるところがある、といった性格です。

こういうタイプの人が陥りがちな考え方は、「きっと～にちがいない！」というマイナスイメージの決めつけをしてしまうことです。

自己対処法としては、「きっと～にちがいない」から「必ずしも～とは限らない」というふうに考え方を変えることです。

まず、極端なストレス環境から離れることが大切です。何かの問題に対して「どうしたらよいか」を思い悩むのではなく、「どうなればよいか」というプラスイメージを思い浮かべて、そこへたどりつくための具体的な方法を考えるようにしましょう。

自分の不安を誰かに話してみる方法も有効です。また、自分自身の脳の扁桃体（セロトニンを分泌して感情を司るところ）を意識して、そこに向かって「大丈夫だよ」と繰り返し唱えることをおすすめします。

一方の「執着気質」というのは、何かをやり始めると完全を求めてしまう、いわゆる完全主義者タイプです。日本人の半分はこのタイプだと見られています。

自分にも他人にも完全を望みますが、必ずしもそれが達成されるわけはありません。そのため常に欲求不満をかかえており、そのフラストレーションがストレスを蓄積させます。

特徴は、何事にも生真面目に取り組まないと気がすまない、強い義務感や責任感があるため自分の役割を果たすために無理をしてしまう、与えられた役割にいいかげんに取り組むことができない、人に認められたい気持ちが強いといった性格傾向です。また、自分だけでなく他人にも100％を求めてしまうため、人間関係のストレスも抱え込みやすいタイプです。

考え方の傾向としては、何事に対しても「～ねばならない」「～すべきである」と義務的にとらえてしまうことです。

こういうタイプの人の自己対処法は、「〜ねばならない」から「〜できればいいや」と希望的に考えることが大切です。

あせらず、「30％できればいいや」と自分の扁桃体にやさしくいい聞かせることをおすすめします。生来の生真面目さを発揮するのは趣味などの好きなことに限定し、そのほかは細かいことにこだわらずアバウトになることです。

完全にできるかどうかは考えずに、とりあえず行動してみます。そして、怒りやあせり、落胆などの感情が出てきた時には「まあ、いいか」をその感情が消えるまで10回以上くり返し唱えるようにしましょう。

その11　生を手放す勇気をもつ（よい意味で開き直る）

「死にたくない」という執着を捨てる

がんのような生命にかかわる病気になると、人は誰でも「まだ死にたくない」と思い、あがき、以前よりも生への執着が強くなります。しかし、死から逃避しようとすると、がんに対して考え方が内向きになっていきます。その結果、p53遺伝子のスイッチが切れてしまい、かえってがんが悪くなってしまうということがよくあります（53頁図11）。

では、どうすればよいのでしょう？ 考え方が内向きになっていき、死への恐怖が増幅されていく悪循環を断つことが必要です。一度リセットボタンを押して、「死にたくない」という執着を横に置きます。

そして、「自分は今この時点で一度死んだんだから、この先は神様がプレゼントしてくれた時間なんだ」と考えて、一日一日を大事にして前向きに生きていくことを心がけるようにするのです。やがて、自分の人生や他者などに対して感謝の心というものが芽生えてきます。すると、不思議なことに、がん細胞の増殖スピードが遅くなります。

実際、わたしの周囲にいるがんの患者さんでも、生き方・考え方をこのように転換することで、がんがよくなっていく方が何人もいらっしゃいます。たとえ亡くなるにしても、余命宣告よりも長く生きて充実した日々を送って亡くなる方が少なくありません。

怖い、つらい、悔しい、無念だ、無力だ……といった究極のストレスは生への執着から生まれてきます。執着から解放されれば、こうした負の感情は解消されて前向きな気持になれます。怖いからとフタをしない、目を背けないことが大切です。しかし、この「執着を手放す」ということが実は最も難しいのです。

わたしがよくお話するのが「砂漠の水筒と余命宣告」の例です。

想像してみてください。あなたはいま砂漠の炎天下を目的地へ向かって1泊2日の旅をしています。途中1泊目の野営地でふと気がつくと、暑くて水をたくさん飲んだために、持ってきた水筒の水が半分になってしまいました。このときに、あなたは「もう半分しかない」と思うでしょうか？　それとも、「まだ半分もある」と思えるでしょうか？

「もう半分しかない」と思う人は翌日、ノドがやたらとかわいて目的地までたどり着けないかもしれません。「まだ半分もある」と考える人は精神的に余裕も生まれ、目的地に元気で到達できるでしょう。

「もう半分しかない」と否定的に考える人はストレスをつくりやすく、「まだ半分ある」と考えられる人は感情ストレスとは無縁でいられます。

これは、余命宣告を受けたときの心の動きにも通じます。「余命は半年」と告知されたとき、「あと半年しか生きられない」とネガティブに考えるのと、「あと半年も生きられる」とポジティブに考えるのでは予後が大きく違ってくる可能性があるのです。

「まだ半年も生きられる」とポジティブに考えられる人のほうが結果的に長く生きることが多く、場合によってはがんが自然消失することも期待できます。

これはなぜでしょう?

「半年しか生きられない」という思いにとらわれてしまうと、頭の中がいつもがんのことだけに占められるようになります。そうなると、アドレナリンが出っ放しで交感神経優位になり、逆にセロトニンは下がりっ放しでストレスに簡単に負けてしまいます。「つらい、つらい」という気持ちだけに支配され、結果的に3カ月で亡くなってしまう人もいます。

ところが、そこで開き直って「あと半年も生きられる」と前向きに考えられると、いろいろなことが変わってきます。死を受け入れることで、心の平安を得ることができます。感謝の気持ちも生まれてくるでしょう。いつ死を迎えてもいいように一日一日を前向きに精一杯生きるようになります。

そして、自分に喜びや幸せを感じさせてくれるものに一生懸命に取り組むようになるでしょう。自分自身の「本性」に還っていき、自分にとって本当に「よいもの」に目を向けるようになるのです。

たとえば、仕事一辺倒だった人生を反省し、命が尽きるその日まで愛する家族と凝縮した時間を過ごしたいと願う人も少なくありません。事故死や脳卒中、心筋梗塞などは死が突然やってきます。しかし、がんという病気は「猶予」が与えられるのです。これはある意味で「恵み」です。

ある程度の時間が残されるのですから、がんは幸福な病気なのです。そして、その時間をどう過ごすかがとても大切です。

「残された時間がある」と考えることができれば、その間に自分の好きなことに取り組めます。そういう開き直りのできた人はクオリティ・オブ・ライフ（生活の質）あるいはクオリティ・オブ・デス（死の質）も高まります。それがまさに天寿を全うするということです。

心穏やかに毎日を過ごしていると、結果としてp53遺伝子にスイッチが入り、余命延長やがんの自然退縮も期待できますし、最期は穏やかな死を迎えることができます。生きていることがどんなに素晴らしいことか、人生はどれほど美しいものか……これは実は、余命の限られたがんの患者さんでなければ実感できないことなのです。

「ありがとう」という言葉の力

がんという病気はあなたにとって疎ましいものでしょうか？　痛みや苦しみだけをもたらすものでしょうか？

そんなことはないはずです。インドのアユルヴェーダ医療では「病気は恵みである」とはっきり定義しています。病気になる前には見えなかった人生の本質や自分の本性に気づかせてくれます。

本当に大切なものがわかり、人生の優先順位が変わることもあるでしょう。生命を脅かす病気になることで、生活が一転し、さまざまな気づきと変化の機会が訪れるのです。がんを「天が与えてくれた人生の休憩時間」と考えることができれば、残された人生は豊かなものになります。

がんは、あなたの体の一部です。決して疎ましい存在ではありません。言葉では伝えられない大事なことを私たちに教える使命を担って送られてきたメッセンジャーです。それはわが子同然の存在です。

たとえば、障害児をもった親のことを想像してみてください。時にはその子の存在を疎ましく思うこともあるかもしれません。自分の運命を呪うこともあるでしょう。でも、実はその子の存在は、健常な子どもの親では味わえないいろいろな体験や気づきを与えてくれます。その子が私たちを成長させてくれるのです。

がんも同じです。自分のがんを忌まわしい敵と思わず、自分にとって大切なことや生きることの意味を伝える使命を受けて生まれてきたわが子だと思って「慈愛」をもって接しましょう。自分のがんを慈しむことで、愛の遺伝子であるp53遺伝子のスイッチが入る可能性もあるのです。

治癒の見込みのない腎臓がんから奇跡的に回復したことで知られる寺山心一翁氏（超越意識研究所代表）は「自分のがんを愛する」といいました。

寺山氏は1984年に右腎臓がんを患い、入院して3大療法を受けたものの効果なく、がんが右肺など他の部位へ転移し、末期と診断されたのを機会に自宅で死を向かえるために退院します。やがて、がんに愛を送ることで深い気づきを得ます。

その後は自分の直感にしたがい、玄米菜食などさまざまなセルフケアを実践しました。病と闘うことをやめ、なぜがんになったのかを自分自身に問いかけ、その原因を理解し、自分の生き方の誤りに気づいて、正しい方向に導くことを着実に実行しました。

寺山氏は自分を愛し、自分の体を愛し、そして自分に宿ったがんすらも愛するようになります。がんになったことに毎日感謝して生活していきます。そして、長い期間がかかったものの、転移したがんは自然退縮していきました。現在もお元気で、がんの回復過程で自らが得た知恵として、すべての鍵は「愛」であることを講演活動などで説き続けていきます。

実は、がんが縮小したり自然消失していく患者さんに共通のキーワードがあります。それは「ありがとう」という言葉です。

水と波動の研究者として知られる江本勝氏は、「ありがとう」の力について言及しています。水を入れて紙を貼った2本のボトルを用意し、1本の紙には「ありがとう」の文字を書き、もう1本には「ばかやろう」の文字を書くという実験をしました。すると、「ありがとう」と書いた水では、凍らせたときにできる氷の結晶の美しさが全然違ったというのです。「ありがとう」の言葉にはポジティブな波動があります。

「ありがとう」を1日30回いうことを心がけ、それを1カ月続けてみてください。気持ちが落ち着き、心穏やかにがんと向きあっていけるようになるはずです。

その12 健全な死生観を育む

死のイメージを健全なものにする

私たちが生きていくうえで出会う最も大きな障害のひとつは「死の恐怖」と向き合うことです。がんが恐れられる理由もまた、死をイメージする不健全な考え方があるからです。死とは敗北であり、私たちの身に起こる最悪の出来事が死であると私たちは考えがちです。しかし、はたして本当にそうでしょうか?

よくいわれるように、人間の死亡率は100%です。私たちは誰もが確実に死に向かって歩き続けており、死は誰にも平等に訪れます。ところが、私たちは普段は「死は存在しないもの」としたり「死を見ない」ことで死への恐怖感から逃避しようとしています。

実は、こうした「死」のとらえ方こそが、がんという病気に相対するときの最大の障害になります。逆に、健全な死生観を育むことができれば、患者さんとその家族の心を蝕む最も否定的な感情(絶望感や恐怖)を癒し、前向きな気持をもつことができるようになります。

がんは、なぜ自分がこの世に生を受けたのかを考えるきっかけになります。病気を含めた不幸な出来事に対するとらえ方は、健全な死生観を持つことで容易に変えることができます。健全な死生観とは、私たちにいずれ平等に訪れる死を受容することです。

「死の受容」というと、生きることを放棄して死に向かうことだと考えがちですが、そうではありません。大切なのは、死を受容しながら、健康になる希望をもって生きる姿勢です。つまり、死を避けてくることに使っていたエネルギーを、生きるエネルギーに振り向かせていくのです。

死に対して健全な思考を持つのはそう難しいことではありません。その一つのヒントを提示してくれるのが「臨死体験」についての話です。

立花隆氏の著作でも知られますが、臨死体験というのは、事故や病気などで死にかかった人が九死に一生を得て意識を回復したときに語る不思議なイメージ体験のことです。立花氏によると、よくある臨死体験パターンとして「三途の川を見た」「お花畑の中を歩いた」「魂が肉体から抜け出した」「死んだ人に出会った」といったものがあります。

そして、臨死体験に出会った多くの人が語るのは、「とても心地良く、深い安らぎと幸福感に満ち、エネルギーが足元から頭のほうへスーッと抜けて光の中に入っていく」といったイメージです。そして、体験者の多くが「死への不安がなくなった」と感じているようです。つまり、死の瞬間は喜びと安らぎの瞬間なのです。

そして、死はいわゆる肉体的な生命とその後に来る存在との間の短い変わり目にすぎません。私たちの本質である魂は死後も望ましい存在として存続します。

ただ、私たちが死を恐れるのは死の瞬間よりも、むしろその死に到るまでのプロセスでしょう。しかし、死を迎えるまでのプロセスに対しては、自分自身の生き方や考え方を変えることで影響を及ぼすことができます。昔から、死について書かれたさまざまな書物がありますが、いずれにも共通した教義は「このような死を迎えたいと思うのであれば、そのように生きなさい」ということです。

「人は生きてきたように死んでいく」といわれます。「死に様は生き様」という言葉もあります。穏やかで平安な死を迎えたければ、心安らかに生きることが必要です。愛する人に囲まれて死にたければ、愛する人に囲まれるような生き方をすることが大切です。逆に、ネガティブな生き方をしていると、死の過程もネガティブなものになるでしょう。

「よい死」イコール「よい生」なのです。よい死は、必ずしも健康な人だけに訪れるとは限りません。たとえ病気を持っていても、健全で癒された死を迎えることは可能です。愛に満ちた豊かな死を迎えたければ、いまこの瞬間からそのように生きることをおすすめします。

自然界や宇宙には死を含み何ひとつとして無駄なことや意味のないことはありません。そう考えて信頼することが心の平安を生みます。希望をもって寿命まで生きようと思うことが人生の質を高め、あなたの生と死を豊かなものにするのです。

がんの恐怖と苦しみからあなたを救う5つの仮説

世界的な大ベストセラー『生きがいの創造』の著者である飯田史彦氏は、死に関する試練に苦しみ悩む人々に「生きがい論」の観点からよりよい生と死への処方箋を提供しています。

飯田氏は人間を救う3つのケアとして「フィジカル・ケア」「メンタル・ケア」、そして「スピリチュアル・ケア」の中で特に「スピリチュアル・ケア」を重視しています。

本書では、主にフィジカル（肉体の）・ケアとメンタル（精神の）・ケアについてのわたし自身の考え方を述べてきましたが、ここではスピリチュアル（魂の）・ケアについて紹介します。

スピリチュアル・ケアとは、個人の存在は生きている間だけという「現世のみの死生観」から、個人の存在は生前も現在も死後も存在するという「永遠の死生観」に変えて心を癒すケアです。

スピリチュアルとは「霊的な」という意味に訳されますが、霊的という言葉には違和感を持つ人も少なくないということから、飯田氏は「魂のケア」と表現しています。そして、生きがい論の観点から、魂を救うスピリチュアル・ケアについて5つの仮説を提起しています。

がんにかかった多くの人が抱く後ろ向きの感情として、「怖い」「つらい」「悔しい」「無念だ」「無力だ」の5つがあります。こうした感情を克服するために、魂を救う5つの仮説がとても役に立ちます。

（1）怖い（死んだら何も残らない、死ぬときは苦しい）――死後生仮説

死後生仮説というのは「人間は、トランスパーソナルな（物質としての自分を超えた精神的な）存在であり、その意味で、人間の生命は永遠である」という考え方です。近年の心理学や人間学ではこうした新たな人間観が提起されています。

人間は心の奥で、他の人や生き物、地球や宇宙の全存在と精神的につながっており、人は無意識のうちにこれらとコミュニケーションをとりながら生きています。

この仮説を人生を前向きに生きるための道具として活用することができます。自分は死後、肉体を離れても魂の形で永遠に生き続けることができると信じることができれば、「怖い」という感情は和らぐでしょう。

（2）つらい（死んだら大切な家族に二度と会うことができない）――ソウルメイト仮説

「人間は、自分に最適な両親（修行環境）を選んで生まれており、夫婦や家族のような身近な人々は、『ソウルメイト』として、過去や未来の数多くの人生でも、立場を交代しながら身近で生きる」という仮説です。

ソウルメイトとの関係は今生だけのものではなく、その関係は長期的に続くという広い視野でとらえることで、死による愛する人との別離という大きな恐怖から解放されます。

（3）悔しい（自分はなぜこんな苦しい目に遭わなくてはいけないのか）――ライフレッ

スン仮説

「人生とは、死・病気・人間関係などの様々な試練や経験を通じて学び、成長するための学校（修行の機会）であり、自分自身で計画した問題集である。したがって、人生で直面するすべての事象には意味や価値があり、すべての体験は、予定通りに順調な学びの過程なのである」という仮説です。

がんという一見マイナスな体験も、すべてのことは自分のために起きている順調な出来事なのだとポジティブにとらえれば、「悔しい」という感情はなくなります。

（4）無念だ（自分はもっとやり残したことがあるのに）――生まれ変わり仮説

「人間の本質は、肉体に宿っている（つながっている）意識体（spirit,soul）であり、修行の場（学校）である物質世界を訪れては、生と死を繰り返しながら成長している」というライフレッスン仮説と共通する考え方です。

こうしたとらえ方ができれば死の恐怖から解放され、人生を学校や研修所として客観的に見ることができるようになります。今世でやり残したことは、来世の宿題としてまた挑戦すればいいと考えると「無念だ」という気持ちは癒されます。

（5）無力だ（自分はもう何をやっても健康を取り戻すことはできない）――因果関係仮説

「人生では、『自分が発した感情や言動が、巡り巡って自分に返ってくる』という、因果関係の法則が働いている。この法則を活用して、愛のある創造的な言動を心がければ、自分の未来は、自分の意志と努力によって変えることができる」という考え方です。
「人生は自分の意思によって創造するものであり、いつでも望ましい方向に変えることができる」という考え方に変えることができれば無力感から開放されるはずです。がんという体験に対して「もう取り返しがつかない」と内向きになるのではなく、「自分の状況は自分で変えていくんだ」と前向きな気持ちで一日一日を充実して生きることができるのです。

こうした5つの仮説を道具として活用し、自分の考え方や生きる姿勢を変えることで否定的な感情が改善されれば、自然治癒力が高まり健康につながるということをしっかりと理解していただきたいと思います。

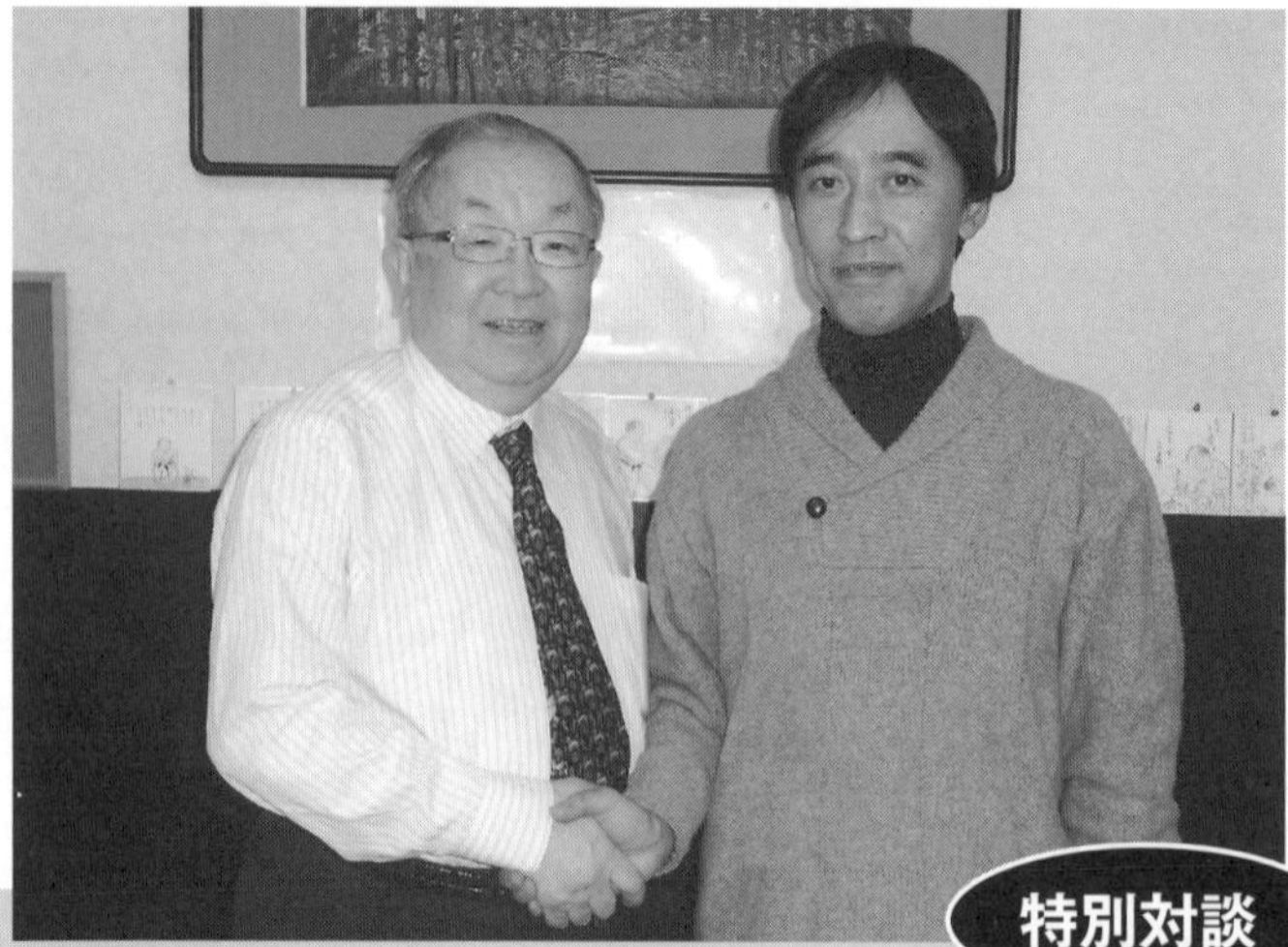

特別対談

「死」を想いながら凝縮した「生」を生きる——「攻めの養生」と「セルフケア」

帯津三敬病院名誉院長
日本ホリスティック医学協会会長
帯津良一

NPO法人緑の風
ヘルスサポートジャパン代表理事
がん統合医療コーディネーター
野本篤志

わが国における「ホリスティック医学」の第一人者である帯津良一先生を迎えての特別対談で本書を締めくくりたいと思います。

ホリスティック医学とは、西洋医学だけでなく、東洋医学や呼吸法、気功なども応用しながら人間をまるごとみる医学です。

帯津先生は、人間を構成する「心」と「体」と「命」を一つのものとしてとらえ、病気の時だけではなく、生老病死、死後の世界までに目を向けたアプローチで、多くの患者さんの健康と人生を見守ってこられました。

この対談ではとくに「命」の部分に焦点を当て、がんの患者さん、そして私たち日本人にとってこれから必要な養生訓についてお話いただきました。

「死」を日常化して語り合う

野本　本書の大きなテーマは、がん患者さんの「セルフケア」です。私の考えるセルフケアとは、がんになった患者さんが病気になった自分を前向きに受け止め、体だけでなく心や命そのものにも目を向けて肯定的に生きていくことです。そうすることで自然治癒力も高まります。こうしたセルフケアのあり方は、帯津先生が以前からホリスティック医学において提唱しておられる「養生」という概念とも重なる部分があるのではないかと考え、今回の対談をお願いした次第です。

最初に、帯津先生がお考えになる「養生」とはどのようなものなのか、改めてお教えいただけますでしょうか。

帯津　養生というのは「生命を正しく養うこと」です。これまでの養生は、体をいたわって病を予防し癒すことで長寿を目指すという消極的な守りの養生でした。しかし、私の考える養生は、単に長生きすればいいということではなく、病気があれば何とかうまく付き合いながら楽しく生きて天寿を全うすることです。そのためには、日々命のエネルギーを高め続けていく積極的な「攻めの養生」が必要だと考えているのです。

私は、がんの患者さん一人ひとりと戦略会議をするのですが、その時にまず養生の部分をしっかりやりましょうとお話しします。そのうえで、西洋医学で何ができるか、あるいは東洋医学で何ができるか、さらにホメオパシー（体や病の声を聞いて自然治癒力を触発する療法）、サプリメントをどうするかなどについて決めていきます。

野本　本書では主に「体のセルフケア」と「心の

セルフケア」について記述していますが、さらに重要なのはその根本にある死生観や魂といった「命」の部分です。この点について帯津先生とぜひお話したかったのです。

帯津　私ががんの患者さんと付き合っていていちばん感じるのは、やはり死に対する不安や恐怖です。死は、生きとし生けるもの誰にも平等に訪れるものですが、がんの患者さんの場合は差し迫ったきわめて切実な問題となります。

私たち医療者の仕事の半分は、そういった方たちの死の恐怖をいかに和らげるかということです。死の恐怖をそのままにしておくと、免疫力も自然治癒力も低下してしまいます。しかし、人間が生きている限り、死の恐怖をゼロにすることは不可能でしょう。ですから、たとえばもともと8あった死の恐怖をせめて6にするという努力をすることが医療者に求められています。

野本　死の恐怖を和らげるために何ができるのでしょう？

帯津　私は「死を日常化しよう」とすすめています。茶飲み話や酒飲み話でいいから、死についてもっと話し合うべきです。帯津三敬病院では名誉院長講話の時間があるのですが、そこで40～50人ぐらい集まった患者さんに、できるだけ死の話をするようにしています。作家の田口ランディさんが、医療の現場で死について語ることがあまりにも少ないと嘆いています。私もそう思います。まずは医療者がしっかりとした死生観をもつことが必要です。そのためにはどうしたらいいのか。

友人でもある青木新門さんの書いた『納棺夫日記』という著作があります。映画『おくりびと』の原作になった本です。彼の文章で非常に印象に

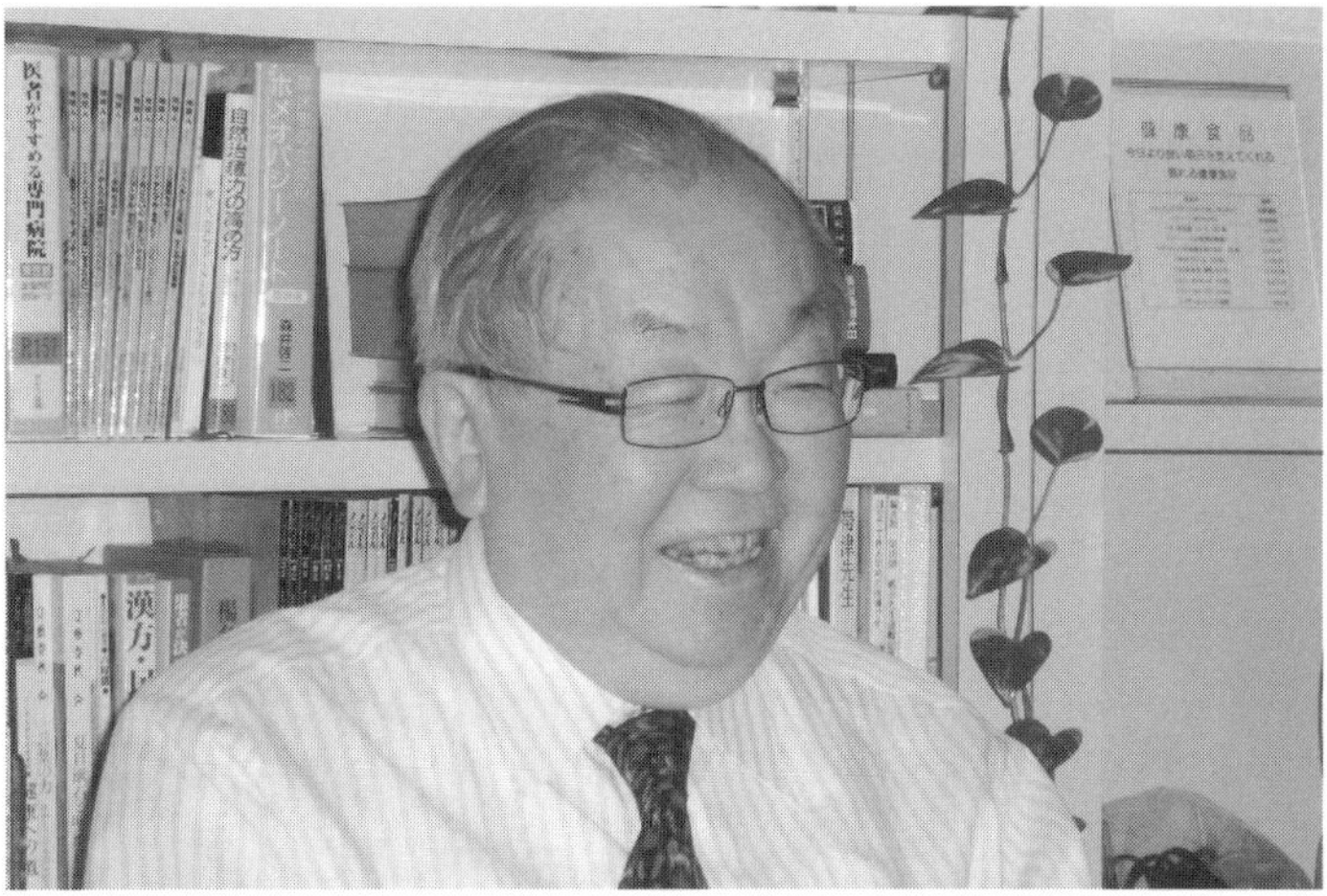

1961 年 東京大学医学部卒業。 東京大学第三外科助手、都立駒込病院外科医長を経て、1982 年帯津三敬病院開設。 現在は名誉院長。西洋医学に、中医学やホメオパシーなどの代替療法を取り入れ、ホリスティック医学の確立を目指している。主にガン患者さんを中心に治療にあたり、講演や講義も多く行っている。

残っているのが、「死に直面して不安におののいている人を癒すことができる人は、その人よりも死に近いところに立てる人だ」という一節です。私の病院では毎日のように亡くなる方がいます。ですから、私は患者さんたちよりも死に近いところにいなければなりません。

どうすればいいかと考え、「今日が最後の日」だと思うことにしたのです。今日が最後と思えば明日はありませんから、どんな人よりも死に近いところにいます。今日が最後だと思うと、その日の夕飯と晩酌が「最後の晩餐」になるわけです。毎日、これが最後の晩餐だと思うと、心がときめいて酒の一滴もおろそかにできません（笑）。

ともかく、死を日常的に考え、口に乗せる、あるいは態度に示すということが大事だと思います。そうすることで死の不安を和らげていくのです。

サイモントンさん(174頁参照)も最初はイメージ療法が中心でしたが、のちに死生観に注目するようになりましたね。

野本　確かに、サイモントン先生のテーマの一つは死生観であり、「穏やかに死を迎えるためには穏やかに生きなさい」といわれています。やはり生と死は表裏一体で、死を想う、意識するということは、どう生きるかということにつながります。

帯津　ホリスティック医学の究極は、こちら側で、つまりこの世で生と死を統合することです。生と死を一体化する。そうすれば死の恐怖もなくなりますし、死を含めて生も充実します。死後の世界も巻き込まないと、本当の生の充実感は得られません。患者さんの中には「死ぬ時はどうでもいい」「泣きわめいてても何をしてもいい」という人も少なくありません。しかし、死ぬ時というのは人生のラストシーンです。映画はすべてラストシーンで決まりますし、名画はみんなラストシーンが素晴らしい。患者さんには最高のラストシーンを描いてほしいと思います。そのためには、どんな死に方をしたいかを日頃から考えておくべきです。

作家の五木寛之さんはよく「俺は野垂れ死にしたい」「林の中で野垂れ死にするのが理想の死に方だ」というのです。まあ、野垂れ死にも悪くないですが。五木さんには「私も野垂れ死にでもいいけど、林の中はごめんだ。谷中(東京都台東区)の居酒屋の前で倒れたい」と話しました(笑)。私自身はそんなラストシーンを描いています。

でも、谷中で死ねるとは限りません。だから、ラストシーンはたくさん描いて持っていたほうがいいですね。多くのラストシーンを思い描いてそれを温めていけば生が充実してきます。

「養生」とは終わりなき自己実現

野本　私は長年サイエンスに携わってきたため、死後の世界や魂といったことは全く信じていませんでした。しかし、ある時から信じるようになったのです。私は小さい頃に山のような津波に村ごと飲み込まれる夢を何度も繰り返し見ました。結婚してたまたま家内にその話をしたところ、彼女も「私も小さい頃そういう夢を何回も見た」というのです。その時に思いました。「やっぱりソウルメイト（201頁参照）というのはいるのだな」と。それからは死後の世界があることも確信するようになりました。

死の恐怖には大きく2つあると思うのです。一つは自分自身がこの世から消えてなくなってしまうこと、もう一つは、愛する家族と二度と会えなくなるということです。

私は2年前に母を亡くしたのですが、それほど喪失感を感じませんでした。愛する人には、今生限りでなく、必ずまた会えると思っているからです。こうした私自身の死生観をお話するととても安心する患者さんもいらっしゃいます。

死生観について私はよく絵を使って患者さんに

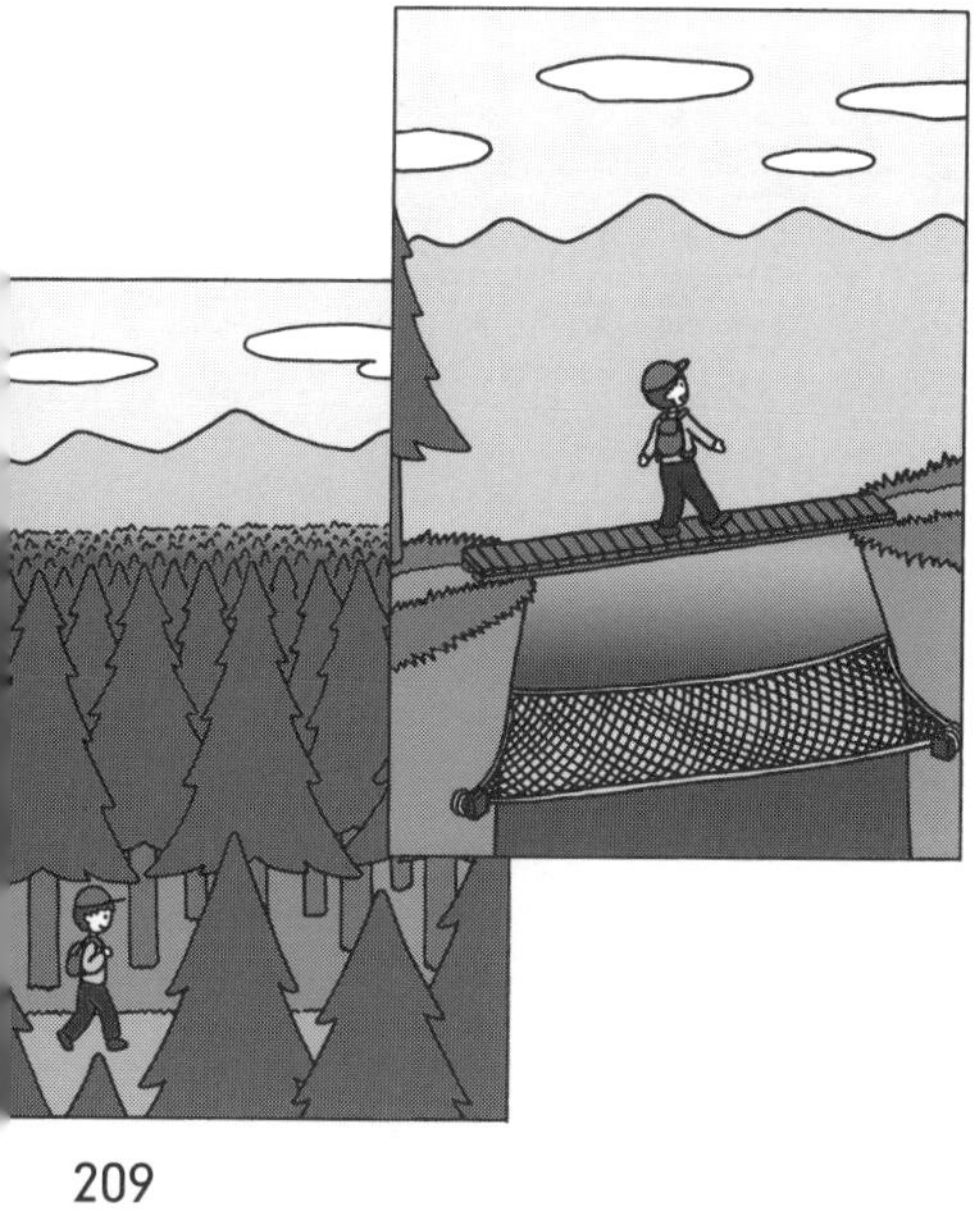

説明します。人生は山の中の一本道を歩いているようなもので、普段はまわりに林や森があって遠くの景色は見えません。これは日常生活で仕事をしたり、家事をしたりしている状態です。ところがある時、病気になり、切り立った崖を渡らなければなりません。ここへ来て初めて森が途切れて、きれいな景色が周囲に広がるわけです。

その景色というのは、「家族のありがたさ」や「自分にとって本当の幸せや生きがいは何か」といった、がんという死と隣り合わせの病気を経験して初めて気がつく大切なものだと思います。ところが、死という奈落が足下に広がっているために、恐怖のあまり遠くの景色には目がいきません。

帯津　私は、死よりも奈落の底に落ちるほうがはるかに怖いですが。

野本　でも、多くの患者さんにとって死は奈落の底に落ちるようなイメージなのです。ただ、橋の下にセーフティネットがあればそれほど怖くありません。死生観というのは私たちにとってそのセーフティネットのようなものだと思うのです。

健全な死生観を育むことによって恐怖が薄らいだ時に、初めてまわりの美しい景色が見えてくるのではないでしょうか。この風景の美しさに気づくことが人生において最も重要なことです。病気はそのきっかけを与えてくれるのです。

サイモントン先生も「病気は恵みである、メッセンジャーである」とおっしゃっていますが、病気になって初めて気づくことがあると思います。

帯津　私も、病気には意味があると考えています。ただし、病気をして治った時に、前と同じ高さのところへ下りたのでは意味がないのです。以前よりも少し高いところへ下りてほしい。そうやって病気を繰り返すごとに徐々にステージが高くなっていき、最後に死後の世界と同じ高みに達すれば、もう死に対する心配もなくなり、そのまま入っていけます。

がんの患者さんにもそういう話をします。難しいことではありますが、がんが良くなったら必ず前よりも高い位置に下りましょう、と。

野本 私が開催している「がんサロン」ではサイモントン先生のDVDを患者さん全員で観るのですが、そのあとに感想や自分のいまの状態など素直な気持ちをお話してもらいます。がんが良くなる方が何人かいらっしゃいますが、そういう患者さんの多くは「大変だったけれども、病気をして良かったと思うことがある」とおっしゃいます。

帯津 病気をして成長していくのです。日々向上していく存在として人間をとらえる。私の考える養生というのは自己実現です。死をもって終わりではありません。死後の世界に行っても向上し続けます。これが私のいう「攻めの養生」です。

日々命のエネルギーを高め続けて、やがて死後の世界に突入し、それからもどんどん高めていく。そういう意味では、養生とは「終わりなき自己実現」なのです。

野本 人は何のために生まれてくるのか？ 帯津先生は、人は150億年の時空の旅をしてまた戻ってくるとおっしゃっています。

帯津 戻ってきて、300億年でもうひと回りします。

野本 ひと回りして戻り、またこの世で生を受ける。

帯津 その循環の中で向上していくのです。300億年だから気の遠くなるような話ですが。笑われるといけないのですが、実はダライ・ラマさんと会ってほしいといわれた時に私は「嫌だ」といったのです。死生観が微妙に違うからです。

300億年の循環の中での向上は、ダライ・ラマさんのいう「輪廻転生」ではありません。輪廻転生というのはある意味で「落第生」の修行なのです。150億年の彼方の故郷に戻れないから、もう一度地球に戻って修行しなければならない。それが輪廻転生だと思うのです。

野本　ただ、根本は同じだと思います。人が何のために生まれてくるかというと、肉体ではなく魂を磨くためですから。

帯津　私も本当にそう思います。ハンセン病患者の治療に生涯を捧げた精神科医の神谷美恵子さんは名著『生きがいについて』の中で、「生きがいほど生きていくうえで大事なものはない」「この世でのいろいろな苦労はすべて自分を向上させるための試練だと思え」と述べています。

野本　印象的な患者さんがいました。70歳の女性で、末期の大腸がんで余命1、2カ月といわれていました。ところが、3カ月後に会ったら非常に元気になっているのです。

理由を聞いてみたのですが、何か特別なことをしたわけではなく、たまたま車の中でロックを聴き、それに心を打たれてバンドメンバーに長い手紙を書いたそうです。その後コンサートに招待され、楽屋に呼ばれて、交流が始まりました。コンサートに通って踊り、家でもCDを聴く。「生きがいを見つけたんだな」とその時は思いました。

ところが、後から聞いた話では、逆にバンドのマネージャーにお礼をいわれたらしいのです。そのバンドはアメリカでそこそこの成功を収めたのですが帰国後は鳴かず飛ばずで、ヤケになっていたようです。しかし、手紙を読んでもう一度頑張ろうと思ったそうです。その結果、大きなロックフェスティバルに出られるようになったとか。

つまり、その患者さんにとって、生きがいを見つけただけではなく、誰かの役に立てたということが自分の心の誇りになったのです。

帯津　人のために尽くすのは養生にとって非常に良いことです。佐藤一斎という江戸時代の儒学者が「養生の秘訣は相手を敬うこと」と書いています。至言です。人のために尽くすというのは相手を敬うことだからです。そういう心の状態が病気に対してプラスに働くのです。

将来、がんが治るような時代が来るかもしれませんが、がん治療の現場で大きな成果が上がるとしたら、それは免疫療法でも遺伝子治療でもなく、私は「心」だと思うのです。心の問題が客観性や再現性をもって評価できるようになった時に、がんの治療成績は飛躍的によくなると考えています。そういう意味では、心理学のトップランナーである宗像恒次さん（178頁参照）たちにはぜひ頑張ってほしいと思います。

心の転換をきっかけにがんが良くなる例も

野本　がん患者さんには心のセルフケアが大切ですが、患者さんに対して私が重視しているのは傾聴ということです。

帯津　それはホメオパシーと同じですね。患者さんの話をさえぎらずに徹底的に話を聞き、長い時間をかけて患者さんの体、心、命のすべての状態を把握して治療を行うのです。

野本　最初は表面的な話をされることが多いので

すが、やがて育った環境やいまの家庭環境といった話になってきます。その核心に触れた時に、「では、あなたはなぜがんになったと思いますか」と聞くと、患者さん自ら気づかれることが少なくありません。やはり原因として大きいのはストレスですね。

帯津　五木寛之さんは、ストレスは人間の宿命だから受け入れればいいといっています。私はどちらかというと神谷美恵子さん寄りの考え方です。ストレスを乗り越えることでパワーアップして、次のストレスにも耐えられるようになる。その連続で自分を向上させていくわけです。ですから、ストレスも生きていく糧ではないでしょうか。

しかし、そうはいっても、がん患者さんにとって心の問題は本当に厳しいと思います。がんは体だけの病気ではなく、心と命が大きな比重を占めます。体は西洋医学で対応すればいいのですが、心と命に対してはさまざまな代替療法も使ってアプローチする必要があります。体は「治しの医学」でいいですが、心と命には「癒しの医学」が必要です。これらは車の両輪です。

ところが、西洋医学側も代替療法側もそれぞれ互いを排斥しようとする。患者さんの選択肢を奪うようなことはあってはいけません。

野本　どちらもメリットと限界があるわけですから、患者さんのために良いところを取り入れればいいと思います。

帯津　そこがなかなかうまくいきません。医療、とくにがん治療の現場は殺伐としている。基本は簡単なことです。生きとし生けるものは誰しも悲しみを抱えて生きているわけで、その互いの悲しみを敬い合えばいいのです。

野本　そこから癒しが生まれてくるのですね。

帯津　そうです。だから、当院の職員にもよくいっています。「患者さんに癒しを与えるためには、病院という場の自然治癒力を高める必要があり、帯津三敬病院の自然治癒力はあなた方の意識と生命のエネルギーにかかっている」と。

野本　うちの患者会は「ラポールの会」という名称ですが、ラポールというのは信頼関係、橋といった意味です。

帯津　臨床心理学の用語ですよね。

野本　心の問題を解決するには、セラピストと患者さんとの信頼関係が最も重要です。

帯津　代替医療の世界的権威であるアメリカのアンドルー・ワイル博士の「信頼の三角形」という言葉を思い出しました。ある治療法を患者さんと医師の双方が信頼し、さらに患者さんと医師が互いに信じ合うことで、そこに信頼の三角形ができます。この3つの信念の相互作用によってプラシーボ効果が劇的に高まるのです。

野本　がんが良くなる患者さんにはある共通点があるような気がしますが、帯津先生はどのようにお考えですか。

帯津　治ったか治らないかという二項対立は西洋医学の範囲の発想であり、癒しの部分では命のエネルギーが一定値上がれば良いのです。そこにはやはり心の問題が大きく関与します。心の転換がきっかけになって、急にがんが良くなる人がいます。ある乳がんの患者さんですが、肝臓に転移し何度も手術をしたり他の治療を受けても効果がなく、緩和ケアをすすめられたそうです。

ところが、ある時から急に腫瘍マーカーが下がり出し、転移したがんが小さくなってきました。

なぜかと思って聞いたところ、「もう死んでもしょうがない」と思い、ご主人や家族にも「もう先が長くないだろうけど、それまで母さんは精一杯生きるから」と話したことがきっかけだろうと本人はいうのです。死を受容し、死後の世界にも目が開かれれば、自然治癒力が高まるのではないかと思います。

野本　私にも同じような経験があります。乳がんの肺転移で緩和ケアを受けていた方ですが、すでにがんの初発から10年近くなるにもかかわらず、自分の母親にまだ話していなかったそうです。妹の体が弱いために心配をかけたくなかったと。

ところが、医師に余命1カ月と宣告され、家族全員に話して別れを告げるようすすめられて、初めて母親に話したところ、真っ白だった肺の陰影が2カ月ほどで黒くなったのです。その後家族と充実した日々を過ごされ、約1年後に他界されましたが、しっかりと生を全うされたと思います。

帯津　一人で病と闘うのではなく、死を含めて周囲の人がみんなで一緒になって考えていくことが癒しにつながります。とくに、患者さんを支えるうえで必要なのは家族の連係プレーです。

今生への執着を手放せば生は充実する

野本　患者さん本人が余命宣告された際に、「もうこれしか生きられない」と悲観的に思うのではなく、「まだこれだけ時間がある」とポジティブに考えられるかどうかも自然治癒力への影響が大きいですね。残された時間を凝縮して生きようと考えが変わったことで、がんが退縮したり余命が延びる人がいます。

帯津　誰でもそういう考え方になれるわけではあ

りません。残された時間を精一杯生きることが大事だと頭ではわかっていても、本心では悲観的になってしまう方もたくさんいます。そうだとしても、患者さんには少しでも前向きに進んでいってほしいと思います。

がん治療とは地味なものです。逆転ホームランはありません。イチローのようにまずシングルヒットを狙い、一塁の塁上に立てば二塁が見えてくる。セカンドへ行けばサードも見えてくる。その繰り返しです。焦らずに養生し、たとえ治らなくても進行しない状態が得られれば、将来的にはがんが勢いを盛り返すかもしれないけれど、その間がんと折り合って生きられればいいわけです。

野本　「一日一生」という言葉がありますが、そういう気持ちで生を全うできればと思います。

帯津　誰しも1回は死ぬわけですから、そこからいつまでも目を背け続けているのは良くないと思います。どこかで死を手繰り寄せていかないと。サイモントンさんが「生きようという意識は必要だが、生きよう生きようという意識が強すぎると執着になる」といっていました。

野本　希望を持ちながら執着を断つ。

帯津　サイモントンさんは「生き抜くぞという心の脇に、いつでも死ねるぞという心を持て」といっています。これは本当だと思います。簡単ではありませんが、そこを目指していかないと。

野本　そうすれば病になった恵みが湧いてくるわけですよね。病になったけれども、この世に生まれ、一日一日を大切にして自分の生を全うしようと思えればいいのです。

帯津　私は、人間の本性は悲しみだと思っています。患者さんには「悲しくていい。自分の悲しみを今生の一つの仕事として慈しんでほしい。そして、他の人の悲しみを敬ってください」と話します。

しかし、人は悲しみだけで生きているわけではありません。悲しみの大地は明るくて前向きな大地よりも実は強くてしっかりしています。だから、安心して希望の種をまくことができます。たくさんの希望をまいて、それが芽を出して花を咲かせれば「ときめき」が得られます。自然治癒力を最も高めるのはときめきです。ときめきのチャンスは誰にでも平等にあります。何に対してでもいいから、ときめくことが一歩前進のきっかけをつくる心の変化を呼び覚まします。悲しみから出発し、希望の種をまいて、何かにときめき続ける。それが「生きる」ということです。

野本　私は、死を想うことが幸福な生につながるのではないかと思っています。死を意識することで初めて、一日一日が大切だという気持ちが湧いてきます。毎日が愛おしく感じられれば、家族などまわりの人たちのことも大切に思えてきます。

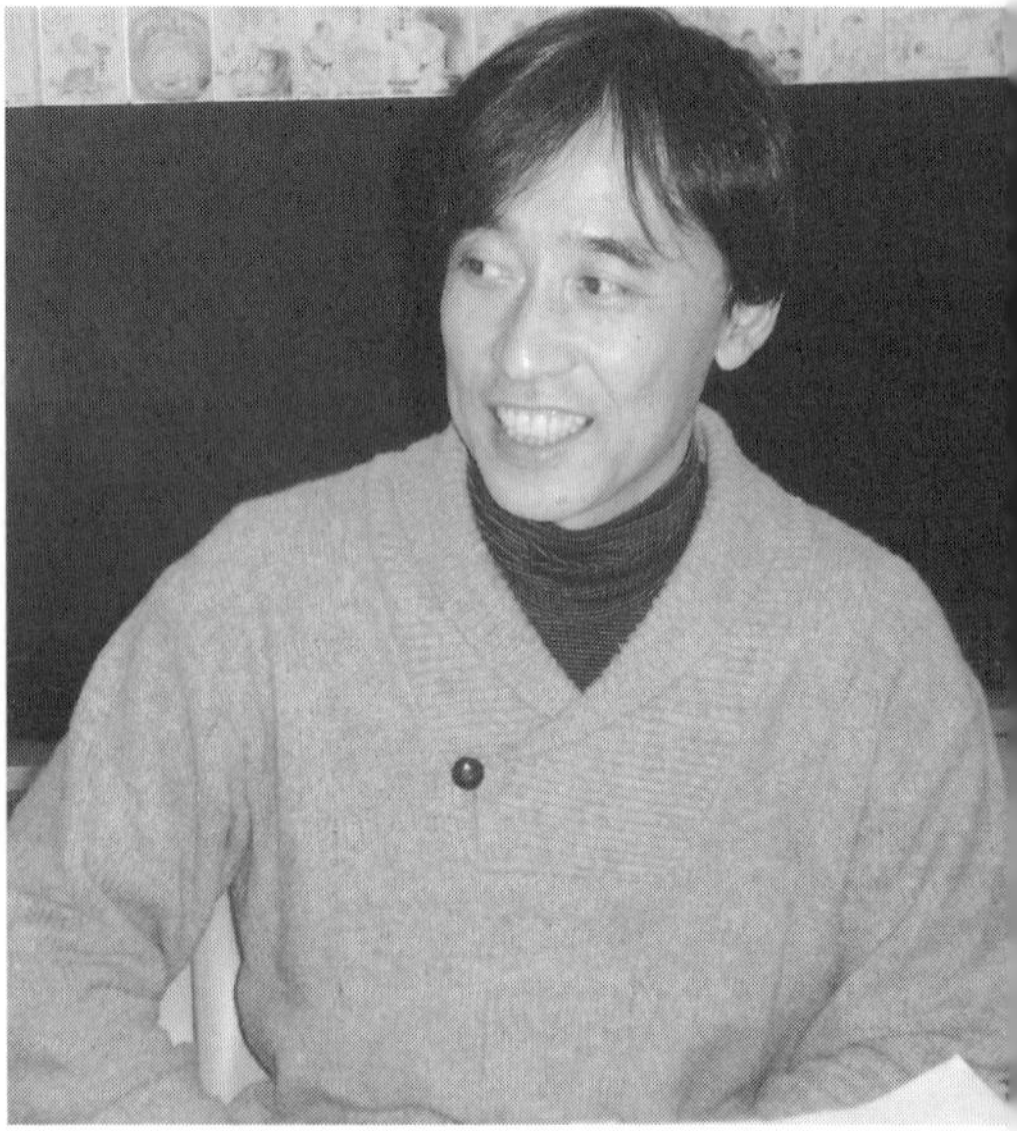

帯津　死を想うといっても毎日である必要はなく、折に触れて想えばよいのです。私の場合だと一人

で夜ウイスキーを飲んでいる時などに、よく死について考えたり、死後の世界の場面を思い浮べたりします。日常の中のある時間をそういうことに割くだけで、心のありようはずいぶん違ってきます。死の側から自分の人生を眺めてみると、もういくらも生きられないことがわかるわけです。

私は90歳まで太極拳を習う約束をしていて、それをある程度完成させるまでは死ねません。だけど、そういう欲がある一方で、「いつ最期になってもしょうがない」とも考えています。すると、生の一日一日が、なんとなくときめいてきます。

野本　いま、日本には幸せを感じない人が多いといわれます。それは死を隠して忌み嫌ってきたことと無関係ではないと想います。帯津先生がおっしゃったように死は誰にでも来るし、人間の幸福や生きがいといった根本的なことは、やはり死を意識したときに初めて気づくのではないかと思います。それは病気のあるなしには関係ありません。

パッチ・アダムスというアメリカの医師に、「病気ではなくても幸せでなければ健康ではない。病気であっても幸せであれば健康である」という言葉があります。

帯津　先日、ホメオパシーの学会でインドへ行ったのですが、会場に大きな看板があってこう書いてありました。「病気でないことが健康ではない。ハッピーでエネルギーに満ちた生活を手にした時、これを健康という」と――。

野本　帯津先生の含蓄に富むさまざまなメッセージが、本書の読者の心にも強く響いていくことを確信しています。本日は有意義なお話をありがとうございました。

（東京都豊島区・帯津三敬塾クリニックにて）

おわりに

わたしは、ＮＰＯ法人緑の風ヘルスサポートジャパンやラポールの会などを通して数多くのがん患者さんや家族と出会いました。そして、その多くの人が、がんという病を得たことで生き方・考え方を変え、多かれ少なかれ自分の人生に満足し、前向きな気持ちで闘病生活を送ったり、天寿を全うしていきます。

病気は決して悪いことばかりではありません。がんによって、それぞれの患者さんがそれぞれ次のような恩恵を得て、自分の人生を見つめ直すよいきっかけにしています。

「家族や友人の思いやりに愛情を感じた」
「十分に休息をとるようになった」
「つらい仕事や立場から解放された」
「無理やがまんをせず、自分をいたわるようになった」
「趣味など自分自身の時間がもてるようになった」
「嫌なことを断れるようになった」
「ほしいものをほしいといえるようになった」

「必要なときに助けを求めたり、依頼することができるようになった」
「真に大切なものがわかり、人生の優先順位が変わった」
「信念を育んだり、強化することができた」
「健康や命の大切さやすばらしさがわかった」
「自然の神秘や美しさがわかり、自然とのかかわりが豊かになった」

これらの体験に共通するのは、がんになったことで「あるがままの自分」に気づき、「自然体で生きることの楽しさ」を実感したということです。何度も繰り返すように、大切なのはこのようにポジティブな考え方ができるようになると、p53遺伝子の働きが活発になって自然治癒力が高まり、がんの自然退縮や余命延長につながるということです。

がんという病気の本質を理解し、自分の直感にしたがい、自分自身の責任において「体のセルフケア」と「心のセルフケア」を継続すること——がんを克服するために最も大事なこととして、わたしが本書で強調したかったのはまさにこの一点に他なりません。

NPO法人緑の風ヘルスサポートジャパンの合言葉は「自分の健康は自分で守ろう」「自分の健康は自分で取り戻そう」ということです。

国民総がん時代ともいえる現在、セルフケアの模索こそが健康に生きるための最善の方法です。これだけ医学が進んだにもかかわらず、がんをはじめ、医学が治せない慢性疾患は数多くあります。そういう状況にあっては、病院や行政などに期待するだけではなく、私たち一人ひとりがどうやって自分の健康を守っていくかということをもっと真剣に考えなければなりません。

がんにかかる人、がんで亡くなる人はこれからも増え続けていくでしょう。だからこそ、なぜ私たちががんという病気になるのかを従来とは別の視点で考えていきたいものです。患者さんばかりではありません。家族の方にも、がんという病気の本質とセルフケアの重要性をしっかり理解していただきたいと思います。

現在、わたしが取り組んでいるラポールの会は患者会というよりも「がん体験者と家族の会」です。家族単位でみんなが健康を取り戻すということがとても大切なのです。

最後にもう一度繰り返します。がんは本来、治る病気であり、「あなたの生き方に変化を起こしなさい」という体からのメッセージです。がんという病気の本質を理解し、自分の本能が正しいと告げているセルフケアに出会ったその瞬間から、治癒への道はスタートしています。感謝の気持ちをもって、希望を見つめ、前向きに——。

一人でも多くの患者さんががんから生還し、幸福な人生を全うできるよう心から願って筆を置きます。

２０１２年３月

野本篤志

わたしのセルフケア	心地よさ	安心感	信頼感

参考資料（３章のみ）

「セロトニン生活のすすめ」有田秀穂、青春出版社

「歩けば脳が活性化する」有田秀穂、ワック

「サイモントン療法」川畑伸子、同文舘出版

「自分のＤＮＡ気質を知れば人生が科学的に変わる」宗像恒次、講談社

「健康遺伝子が目覚めるがんのＳＡＴ療法」宗像恒次・小林啓一郎、春秋社

「生きがいの創造Ⅱ」飯田史彦、ＰＨＰ文庫

がんが自然《しぜん》に消《き》えていくセルフケア

2012年4月11日　初版第1刷
2016年2月3日　　第10刷

著　者 ―――― 野本篤志《のもとあつし》
発行者 ―――― 坂本桂一
発行所 ―――― 現代書林
〒162-0053　東京都新宿区原町3-61　桂ビル
TEL／代表　03(3205)8384
振替／00140-7-42905
http://www.gendaishorin.co.jp/
カバー・本文デザイン ― 吉﨑広明
本文イラスト ―――― 野本真穂

印刷・製本：広研印刷(株)
乱丁・落丁本はお取り替えいたします

定価はカバーに
表示してあります。

ISBN978-4-7745-1348-5　C0047